Klaus Oberbeil

Die 12 Fitmacher aus der Natur

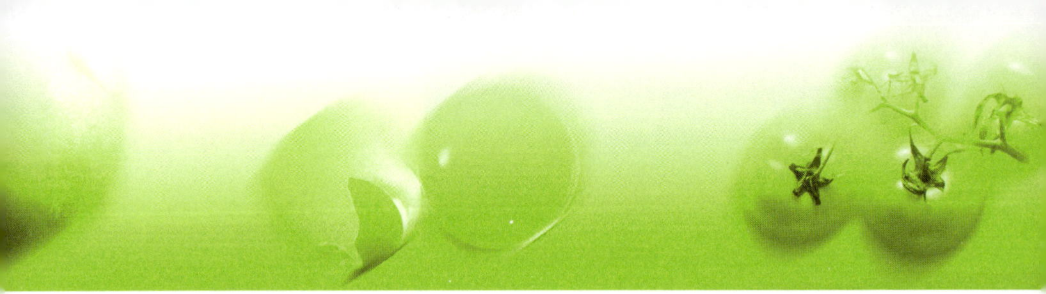

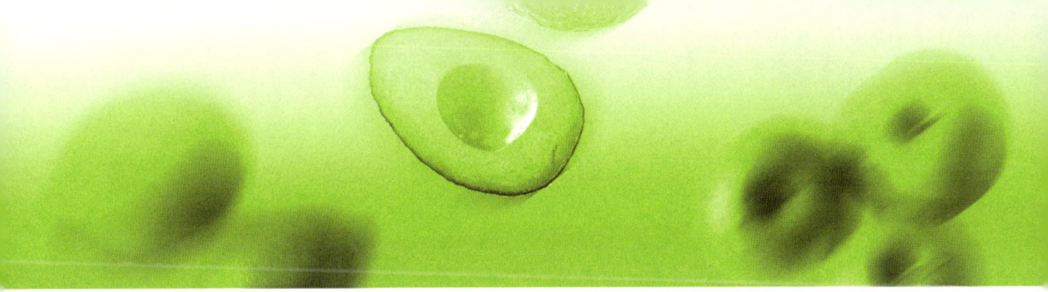

Klaus Oberbeil

Die 12 Fitmacher aus der Natur

Gesund mit Oliven, Avocado & Co.

Econ

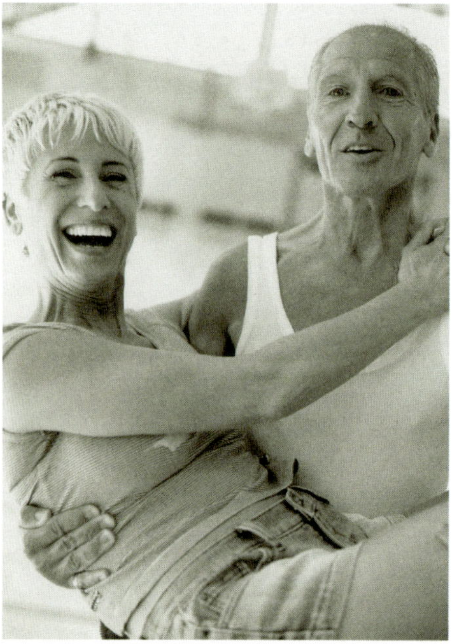

Mit dem SUPER-12-PROGRAMM ein neues Leben beginnen

Kleine Nährstoffkunde: FIT & FROH durch Biostoffe

INHALT

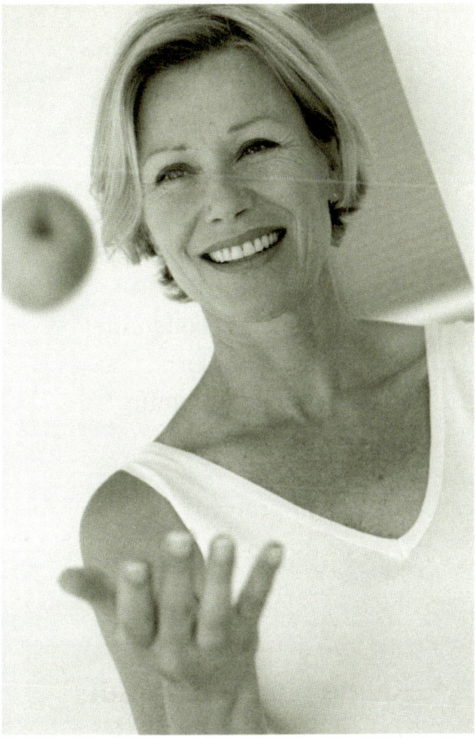

SUPER-12-PROGRAMM
Lebensmittel, die fit, jung & schlank machen

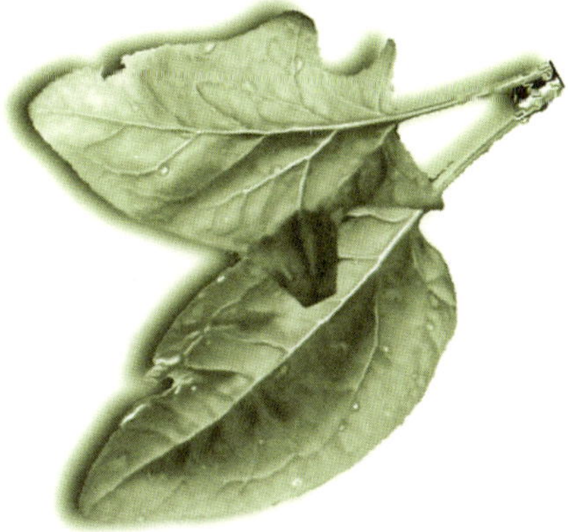

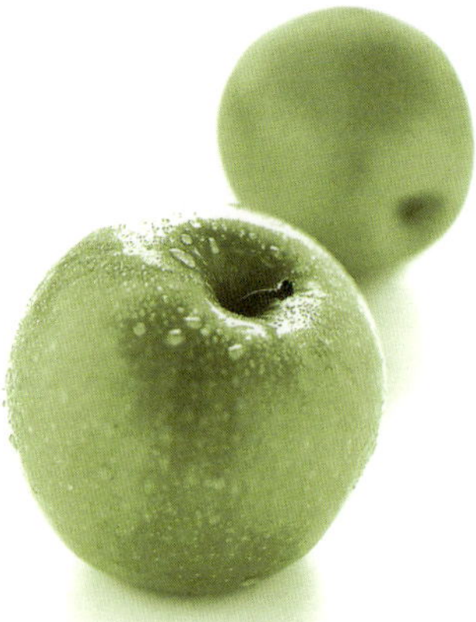

SUPER-12-LEBENSMITTEL
Speziell für Frauen

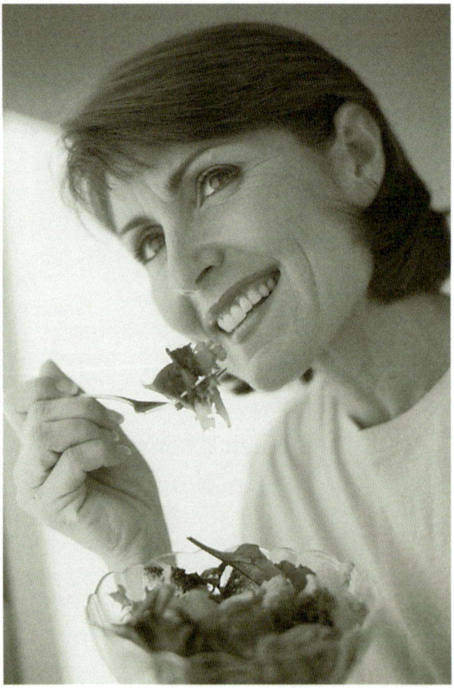

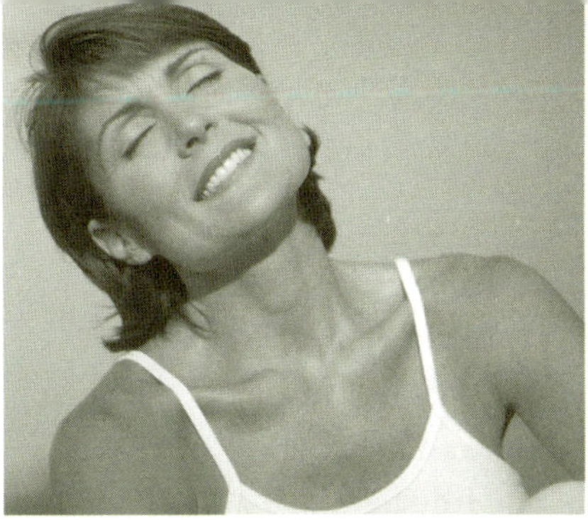

INHALT

VORBEUGEN & HEILEN:
Die 20 häufigsten Familienkrankheiten

PRAXIS-RATGEBER
Gesund kochen und genießen mit SUPER-12-LEBENSMITTELN

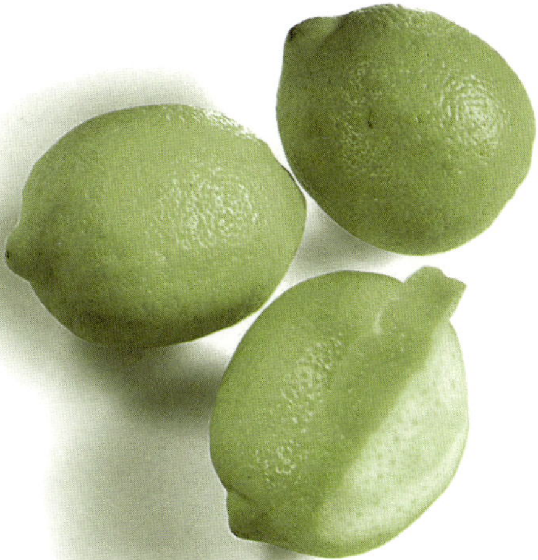

Vorwort

Unser Leben folgt einfachen Gesetzen. Jede Entwicklung beginnt mit dem Primitiven, führt mit wachsendem Wissen zum verwirrend Komplizierten, um einzumünden in das genial Einfache. Nachzulesen bei Heinrich von Kleist »Über das Marionettentheater«.

Will sagen: Als Kinder wußten wir nichts und ernährten uns richtig. Instinktiv. Stichwort somatische Intelligenz. Das konnten auch mal Regenwürmer sein ... Dann wurden wir klüger, dachten nach und hatten ein schlechtes Gewissen bei Nußschokolade. Verzichteten auf Eier und leider auch auf Bratwurst. Genossen politisch korrekt Nudeln und Kartoffeln. Wurden dicker und depressiv. Glücklich, wem dann in höchster Not ein Lehrer, ein Paidagogos begegnete, der einen heimführte zum Einfachen auf höchstem Niveau. Zum Geheimnis forever young.

Solch ein »Pädagoge« ist Oberbeil, der es unnachahmlich versteht, trockenes Medizinwissen bildhaft lebendig zu machen. Lassen Sie sich faszinieren vom genial Einfachen.

Meint lächelnd
Ihr
Dr. Ulrich Strunz

U. Strunz

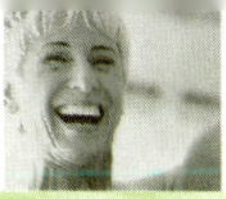

Einführung
Fit, jung & glücklich
12 LEBENSMITTEL, DIE UNSER LEBEN VERÄNDERN

Gehören Sie auch zu den Menschen, die glauben, daß alles, was Spaß macht, gut schmeckt oder irgendwie anders reizvoll erscheint, dick macht, ungesund oder sonstwie verboten ist? Wer schön sein will, muß leiden, behauptet das Sprichwort – und wer gesund leben will sowieso. Glücklicherweise ist diese Binsenweisheit schon lange überholt, wenn sie denn je wahr gewesen sein sollte. Das Gegenteil trifft zu: Nur wer mit allen Sinnen genießen kann, ist in der Lage, seinem Körper genau das zu geben, was dieser braucht. Wie allen Lebewesen verschafft uns letztendlich all das, was uns guttut, den größten Genuß. Nur leider haben allerlei zivilisatorische Unsitten unsere Genußfähigkeit viel zu oft in die falschen Bahnen gelenkt.

»Wir Menschen sind – ernährungsphysiologisch gesehen – nichts anderes als ein Baum auf zwei Beinen«, sagt der US-Zellforscher Dr. Bob Claunch vom renommierten National Institute of Health in den USA. »So wie der Baum über sein Wurzelwerk dem Erdreich lebensnotwendige Nährstoffe entzieht, um sich auf diese Weise gesund zu erhalten, so möchte auch unser Organismus ausschließlich mit natürlich gewachsener Nahrung versorgt werden. Es ist ein genetisches Prinzip, dem sich niemand entziehen kann, entwikkelt in Millionen Jahren biologischer Evolution.«

In den letzten Jahren ist es den Wissenschaftlern gelungen, völlig neue Einblicke in unser Inneres, originäre Einsichten und Einblicke in die Entstehung und Behandlung von Beschwerden und Krankheiten zu gewinnen. Mit Hilfe von High-Tech-Analysegeräten blicken sie quasi wie durch ein Schaufenster in unsere rund 70 Billionen Körperzellen hinein, können beobachten, wie sich deren Zustand verändert, je nachdem, wieviel Streß wir

unterliegen und wie wir uns ernähren. Die interessante Erkenntnis: Um jung, schlank, fit, gesund und glücklich zu sein und es auch zu bleiben, benötigen wir Menschen rund 70 verschiedene Nährstoffe: Eiweißbausteine (Aminosäuren), Glukose (aus Kohlenhydraten), Fettsäuren, Mineralstoffe, Vitamine und Wasser.
Unser Organismus hat sich im Laufe der Jahrhunderte genetisch der Ernährung mit natürlichen Lebensmitteln mit ihrem jeweils spezifischen Reichtum an Nährstoffen angepaßt. Ein Mangel, etwa an Vitaminen oder Spurenelementen, führt zwangsläufig zu Befindlichkeitsstörungen und schließlich zu Krankheiten. Erste Warnsymptome können chronische Müdigkeit, Reizbarkeit, Muskelschwäche oder Nervosität sein. Genauso können aber bestimmte Lebensmittel vorbeugen, lindern und heilen. Schließlich suchen sich auch die Tiere in freier Natur bei Nährstoffdefiziten zielbewußt die Kräuter und Pflanzen, deren Inhaltsstoffe sie benötigen, um wieder gesund zu werden.

Zwölf Lebensmittel enthalten diesen kompletten Reichtum an lebensnotwendigen Stoffen. Mit ihrer Hilfe bleiben wir gesund und fit:

- Oliven
- Avocado
- Tomaten
- Kartoffeln
- Tofu
- Spinat
- Äpfel
- Zitronen
- Dinkel
- Joghurt
- Eier
- Lachs

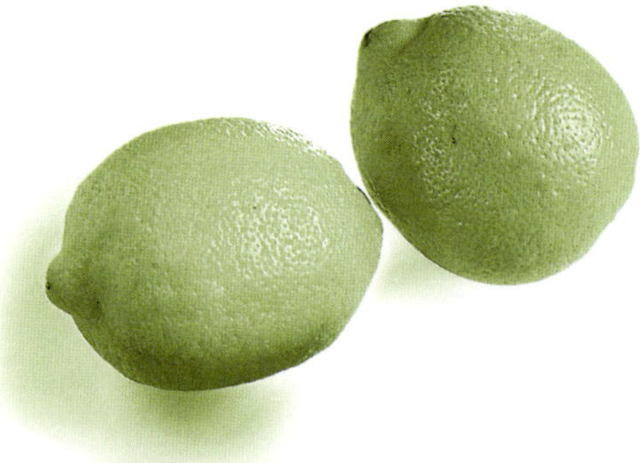

Das Schöne dabei: Jedes einzelne dieser Nahrungsmittel läßt sich gezielt für die Behandlung von Beschwerden einsetzen, wie etwa von Übergewicht oder von Verdauungsstörungen, gewissermaßen als ein Arzneimittel aus der großartigen Apotheke der Natur. So ist etwa die Avocado reich an essentiellen Fettsäuren, die bei zu hohen Cholesterinwerten, bei Hautproblemen oder Nervosität helfen. Tofu ist eine wahre Eiweißbombe, eine einzige entsprechende Mahlzeit kann zu einem belebenden Proteinschub ins Gewebe führen. Die hohe Kon-

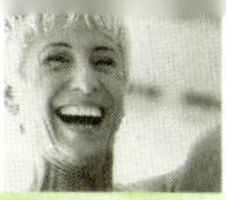

zentration von Vitamin C in Zitronen sind der beste Immunschutz, die Vitamine A und D in Kaltwasserfisch verjüngen unsere Zellen, beispielsweise im Bindegewebe oder in den Schleimhäuten. Die »Super 12« bilden den Kern einer verjüngenden Ernährung. Ganz klar natürlich, daß zusätzlich auch andere Nahrungsmittel auf den Tisch kommen müssen: mageres Fleisch und Geflügel, Naturreis, Pilze, alle Obst- und Gemüsesorten, Milch, Käse und weitere naturbelassene Nahrungsmittel.

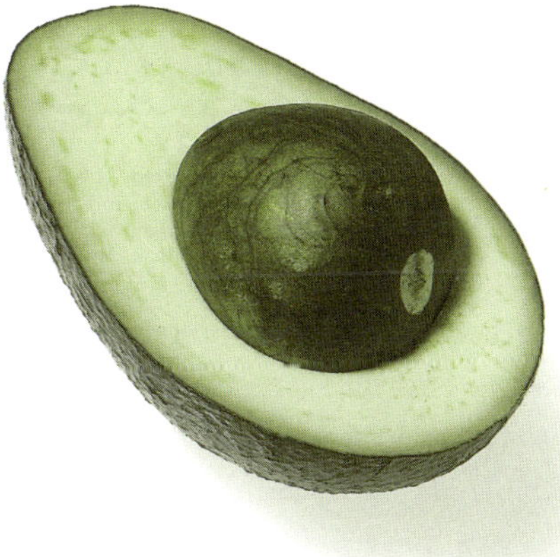

Nährstoffdefizite lassen sich mit Hilfe dieser zwölf Lebensmittel rasch ausgleichen. Je nach Mangelerscheinung und persönlicher Disposition kann man sich schon über Nacht körperlich und mental viel besser fühlen. Denn Dr. Natur mit seiner reichhaltigen Apotheke aus naturbelassenen Nahrungsmitteln und Biostoffen hilft schnell und wirksam. Also, ganz einfach umsteigen auf das neue Super-12-Programm – und ein neues Lebensgefühl direkt aus der Natur tanken.

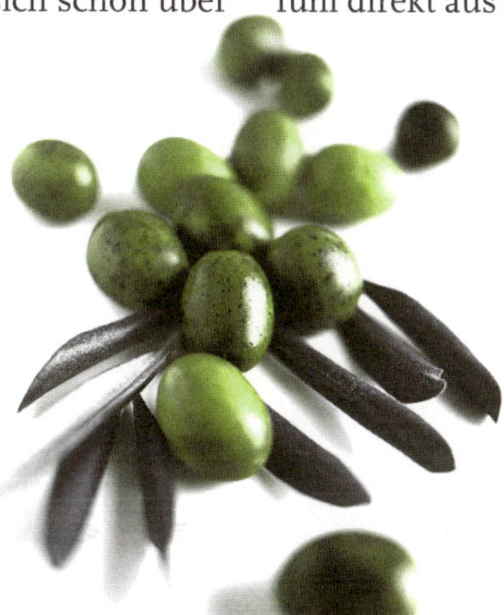

Mit dem SUPER-12-PROGRAMM ein neues Leben beginnen

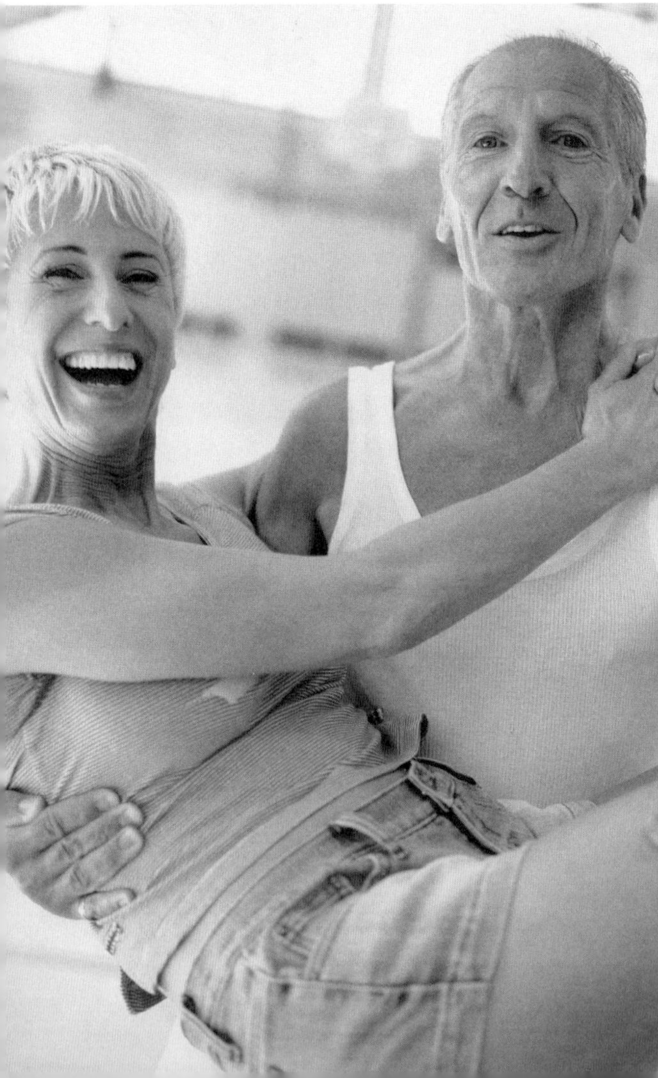

Unser Körper benötigt 70 Biostoffe, damit er rundum versorgt ist und wir gesund bleiben. Die Super-12-Lebensmittel enthalten diese wertvollen Stoffe in der richtigen natürlichen Kombination. Drehen Sie Ihre Altersuhr zurück und verjüngen Sie Ihre Körper- und Nervenzellen. Tanken Sie ein neues Lebensgefühl mit den Super 12 aus der Natur.

»

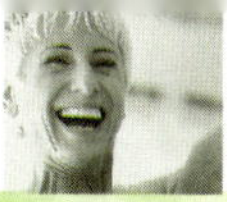

Die Natur bietet uns einen unermeßlichen Reichtum an kostbaren, unsere Gesundheit fördernden Lebensmitteln an: Obst und Fisch, Nüsse und Gemüse, Eier und Käse. Diese lassen sich auch noch in zahllosen Variationen zu köstlichen, gesunden Mahlzeiten zusammenstellen. Grundsätzlich gilt: Alles, was naturbelassen ist und bleibt, stimuliert genetische Lebensimpulse in unserem Organismus, macht fit, jung, schlank und glücklich. Dies hat die Natur in vielen Millionen Jahren biologischer Evolution gewissermaßen als ihr wichtigstes Gesetz in jeden von uns einprogrammiert.

Und doch gibt es spezielle Lebensmittel, die ihren Schatz an kostbaren Nährstoffen konzentriert in unseren Körperzellen einsetzen – im Nervengewebe, im Kreislauf, im Verdauungssystem, für die nächtliche Verjüngung unseres Gewebes, die Produktion von Glückshormonen, den Aufbau jugendlicher Haut und des Bindegewebes usw. Dieses Dutzend Glücks- und Gesundheitsspender sollten die Basis unserer täglichen Ernährung bilden. Mit dieser Erkenntnis haben Wissenschaftler eines der faszinierendsten Geheimnisse der Natur enthüllt – und uns Perspektiven für ein neues Leben eröffnet.

SUPER 12: Das Beste aus der Apotheke der Natur

Abgesehen von Samen, Kernen oder Keimlingen findet man selten eine solche Konzentration an hochwertigen Biostoffen wie in dieser kleinen, unscheinbaren, pflaumengroßen Steinfrucht. Was die Olive einzigartig macht, sind die unschätzbaren essentiellen Fettsäuren, die sie während ihrer Reifezeit ansammelt. Eine Fitneß-Bombe für kerngesunde Nerven, stimmungsaufhellende Hormone, niedriges Cholesterin und eine schöne, jugendliche Haut.

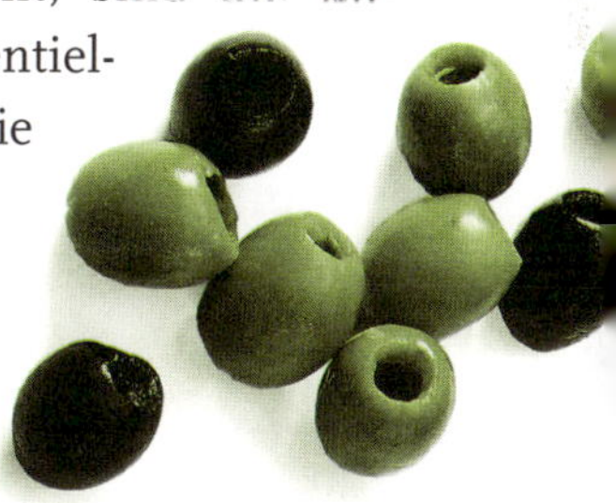

2. Avocados

Auch diese üppige Süd- und Steinfrucht ist ein Liebling der Natur, sie enthält den höchsten natürlichen Fettgehalt aller Früchte – nämlich bis zu 15 Prozent. Der ideale Snack zum raschen Abspecken und für gute Laune. Ein Widerspruch? Lesen Sie mehr darüber ab S. 65

3. Tomaten

Warum ist dieses saftige Fruchtgemüse so prächtig rot? Weil es prall voll ist mit farbspendenden Karotenen, Schutzstoffen, die das empfindlich-wasserreiche Fruchtfleisch gegen Krankheitserreger aller Art schützen und vielen Obst- und Gemüsesorten ihre leuchtenden gelben und roten Farben verleihen. Kaum verzehrt, panzern diese Moleküle – sie liefern die Vorstufe von Vitamin A – auch unsere rund 70 Billionen Körperzellen gegen Beschwerden und Krankheiten aller Art. Tomaten kräftigen das Herz und verjüngen das Bindegewebe. Beste Hilfe gegen chronische Müdigkeit.

Und das in ihnen enthaltene Carotinoid Lycopin vermindert offensichtlich das Risiko, an Prostatakrebs zu erkranken.

4. Kartoffeln

Ähnlich wie Äpfel sind diese Sproßknollen seit jeher aus unserer Küche nicht mehr wegzudenken. Sie sind reich an Stärke, machen also satt, ihre Schale enthält fast alle Vitamine und Spurenelemente, die wir zum Leben brauchen. Außerdem ist die Kartoffel reich an kostbarem Nährwasser. Sie päppelt die welken, frühzeitig alt gewordenen Zellen rasch wieder auf und sorgt für eine optimale Verdauung. Sie macht uns mental und körperlich fit und vital.

5. Tofu

Sojabohnen sind der Rohstoff für dieses quarkähnliche Lebensmittel, das ein wahres Juwel unter allen verjüngenden Lebensmitteln ist. Als reicher Eiweißspender ist es ein vollwertiger Fleischersatz, außerdem enthalten Tofu-Produkte wertvolle Fettsäuren, Vitamine und Mineralien in optimaler Nährzusammensetzung. In Asien gehören Tofu- und Sojaprodukte zu den Grundnahrungsmitteln – einer der Gründe, weshalb Japanerinnen oder Thailänderinnen ihr Leben lang so hübsch schlank bleiben.

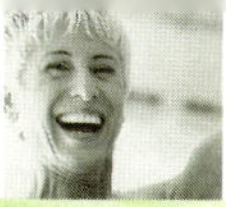

6. Spinat

Das Feinste unter den dunkelgrünen Blattgemüsen, ein Geschenk der Natur an unsere stets nährstoffhungrigen Körperzellen. Der Pflanzenfarbstoff Chlorophyll, das Blattgrün, wandelt den ganzen Tag über Sonnenstrahlen in die gesündesten Kohlenhydrate um. Spinat ist reich an Karotenen, dem Energie-Enzym Magnesium und an Kalium, das unseren Körper entwässert. Das Gemüse versorgt uns reichlich mit Kalzium für die Knochen.

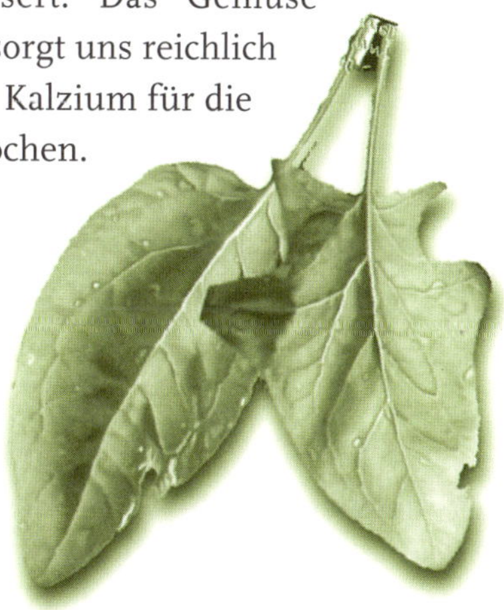

7. Äpfel

Unserem geliebten, heimischen Apfel verdanken Generationen ihre Gesundheit. Saftig, voll verjüngendem Nährwasser für Zellen und Gewebe, reich an Vitaminen, Spurenelementen und verdauungsfördernden Ballaststoffen. Äpfel regulieren Magensäure und beugen Verstopfung vor. Die Schale ist reich an mehrfach ungesättigten Fettsäuren, die unseren Stoffwechsel so richtig schön in Schwung bringen.

8. Zitronen

Die gelbe Südfrucht ist der allerbeste Vitamin-C-Spender, der sich denken läßt. Täglich den Saft einer Zitrone trinken – und Bakterien, Viren, Pilze, freie Radikale und andere Krankheitserreger haben kaum eine Chance. Vitamin C ist nämlich der potenteste Verbündete unserer Gesundheit, es dichtet Gefäße ab, wirkt also blutstillend, somit vorbeugend gegen Zahnfleischentzündung, Krampfadern, Besenreiser und die meist gar nicht erkannten inneren Blutungen.

9. Dinkel

Diese unvergleichliche Urweizensorte – auch als Spelt oder Spelz bekannt – ist unter allen Getreidearten ein besonders guter Nährstofflieferant. Reich an Vitaminen, Spurenelementen, komplexen Kohlenhydraten und vor allem an Ballaststoffen, die rasch für eine geregelte Verdauung sorgen. Es gibt eine Menge Gründe, sich mit Dinkel anzufreunden.

10. Joghurt

Der durch Fermentation durch Milchsäurebakterien gewonnene Joghurt enthält reichlich Acidophilus-Bakterien, die mit den gefürchteten Candida-Pilzen im Körper aufräumen, außerdem mithelfen, eine oft verkorkste Darmflora neu aufzubauen. Er normalisiert die Verdauung und kräftigt die Darmschleimhaut, die für Nährstoffverwertung, Immunschutz und Gesundheit eine außerordentlich wichtige Rolle spielt.

11. Eier

Sie sind reich an bioverwertbarem Eiweiß und gesundem Cholesterin, außerdem enthalten sie viel Biotin, ein B-Vitamin, das den Schönheitsstoff Schwefel in die Zellen von Haut, Haaren und Nägeln trägt. Auch hilft Biotin bei der Produktion von Glückshormonen im Nervenstoffwechsel tüchtig mit. Eier sind konzentrierte Nährstoffdepots, vollgepackt mit Spurenelementen, Fettsäuren und Vitaminen, die neuen jugendlichen Schwung in einen trägen Stoffwechsel bringen.

12. Lachs

Ein herrlicher Kaltwasserfisch aus den Tiefen des Pazifiks oder Atlantiks – Gesundheit pur. Er enthält konzentriertes bioaktives Eiweiß plus mehrfach ungesättigte Omega-3-Fettsäuren in einer Kombination, die Zellen verjüngt, Bindegewebe und Muskeln aufbaut, vor allem aber auch die sogenannte Myelin-Schutzschicht unserer Nerven- und Gehirnzellen regeneriert. Gebraten oder gegrillt bzw. als Räucherlachs wird dieses Lebensmittel zu einem wichtigen Verbündeten unserer Gesundheit.

Lesen Sie bitte in den folgenden Kapiteln, auf welche Weise diese 12 Lebensmittel gezielt vorbeugend wirken bzw. Befindlichkeitsstörungen, Beschwerden und Krankheiten lindern oder heilen. Sie bilden die Basis für ein langes Leben in jugendlicher Frische und Spannkraft, sind die besten Arzneimittel aus

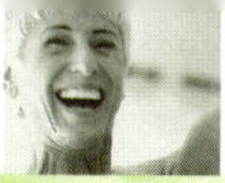

der großartigen Apotheke unserer Natur.

Viele der in ihnen enthaltenen Wirkstoffe werden von Pharmafirmen auch in Form von Pillen, Dragees oder Tinkturen angeboten, mit dem Hinweis auf den gezielten Einsatz bei bestimmten Therapien, wie zum Beispiel Nervenschwäche, Schlafstörungen, depressiven Verstimmungen, Muskelschwäche, Konzentrationsschwäche, Schwindelanfällen, Herz-Kreislaufstörungen, Frauenleiden, Osteoporose, Zahnproblemen, Hautleiden und vielem mehr.

Doch die meisten dieser industriell hergestellten Medikamente haben auch Nebenwirkungen. Der wichtigste Unterschied: Sie sind keine Lebensmittel. Die »Super 12« aber aktivieren unmittelbar die Selbstheilungskräfte unseres Körpers aus dem Stoffwechsel heraus. Sie versorgen uns mit sämtlichen lebensnotwendigen Nährstoffen, ersetzen teure Medikamente – und sie schmecken außerdem noch gut.

Stellen Sie Ihren Speiseplan mit den nebenstehenden Lebensmitteln so vielseitig wie möglich zu-

INFO GESUNDHEIT

Auch andere Lebensmittel sind wichtig

Grundsätzlich gilt: ausschließlich Naturbelassenes auf den Tisch. Fischstäbchen, Pommes frites, Cola-Mix oder helles Weizenmehl sind keine naturbelassenen Lebensmittel. Unsere tägliche Ernährung sollte sich aus den folgenden Grundnahrungsmitteln zusammensetzen:

- Gemüse, Rohkost, Obst, Salat
- Hülsenfrüchten
- mageres Fleisch und Geflügel ohne Haut
- Fisch, Krabben, anderen Meeresfrüchten
- Wildreis und Naturreis, Vollkornprodukten
- Pilzen,
- Tofu-Produkten
- Milch und Milchprodukte
- Eiern
- Kräutern
- Gewürzen
- Säften
- Wasser

sammen – jeweils als Ergänzung und geschmackliche Abrundung zu den »Super 12«. Dies gibt Ihnen die Gewißheit, sich kerngesund zu ernähren. Sie haben das befriedigende Gefühl, Ihrem Körper etwas Gutes zu tun, Beschwerden zu heilen, Krankheiten vorzubeugen, eventuelles Übergewicht abzubauen. Und Sie werden gleichzeitig zum Vorbild für gesundes Ernährungsverhalten – für Ihren Partner, Ihre Familie oder Ihre Kollegen am Arbeitsplatz.

Chaos im Stoffwechsel

Wir Menschen sehen leider immer nur unser Äußeres, zum Beispiel im Spiegel: die Haut, das Haar, Gesicht, Oberkörper, Arme, Beine. Was sich tief im Inneren unseres Organismus abspielt, bleibt uns dagegen im wesentlichen verborgen. Unser Stoffwechsel ist ein unbekannter Prozeß, von dem wir keine Vorstellung haben.

Wenn wir uns gesund ernähren, für ausreichend Schlaf und Bewegung sorgen, funktioniert unser Stoffwechsel präzise nach dem genetischen Programm der Natur. Blutdruck und Gehirntätigkeit sind normal, die Haut mit üppigem Bindegewebe hübsch gepolstert, alle Organe arbeiten störungsfrei, verursachen keinerlei Beschwerden, Verdauung und Kreislauf stimmen. Dementsprechend bleiben wir lange jung und gesund.

Es sind die Zellforscher oder Klinikärzte, die von Berufs wegen einen Blick ins Innere des menschlichen Körpers werfen, mit Hilfe ultramoderner Analysegeräte wie Kernspin-Tomographie, Ultraschall, Röntgenstrahlen usw. Was sie bei der Diagnose entdecken, macht sie oft betroffen: chaotische Zustände im Zellgewebe, in den hormonellen Regelkreisen, im Stoffwechsel.

Dr. Charles S. Ventura von der University of Southern California in La Jolla (USA) drückt dies so aus: »Wenn wir unterm Mikroskop die Zellen eines jungen und eines alten Krokodils vergleichen, sehen beide gesund und unversehrt aus. Wir können gar nicht erkennen, welches Zellbild dem jungen oder dem Alttier zuzuordnen ist. Alle Tiere – und auch alle Pflanzen – behalten bis kurz vor ihrem Lebensende ihre jugendliche, unver-

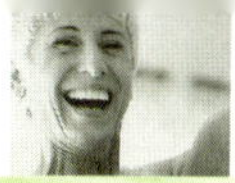

SUPER 12 TEST

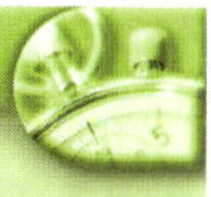

	Ja	nein
1) Ist Ihre Verdauung unregelmäßig?	o	o
2) Haben Sie mehr als vier Kilo Übergewicht?	o	o
3) Haben Sie Probleme beim Ein- und Durchschlafen?	o	o
4) Werden Sie durch Autolärm, Geräusche, laute Kinder usw. schnell genervt, gestreßt?	o	o
5) Sehen Sie morgens, vorm Badezimmerspiegel, deutlich jünger aus als abends?	o	o
6) Können Sie allerhöchstens acht Telefonnummern von Freunden, Verwandten usw. aus dem Kopf aufsagen?	o	o
7) Werden Sie von Süßigkeiten, süßem Gebäck usw. schnell verführt?	o	o
8) Sind steile Treppenaufgänge für Sie ein Greuel?	o	o
9) Leiden Sie unter Hautproblemen?	o	o
10) Nehmen Sie Ihre Hauptmahlzeit vorwiegend abends ein?	o	o

brauchte Zellstruktur. Anders sieht es bei uns Menschen aus. Wir sind immer wieder bestürzt darüber, wie welk und alt die Körperzellen so manchen noch jungen Zeitgenossen unterm Mikroskop aussehen. Hauptursache ist Fehlernährung. Die Folgen: Chronische Müdigkeit, Lustlosigkeit, Übergewicht, Befindlichkeitsstörungen und körperliche Beschwerden belasten uns.«

Kann ich mit dem Super-12-Programm jünger werden?

Finden Sie heraus, wie jung und gesund Ihre Zellen sind. Ob Sie Ihre biologische Altersuhr mit Hilfe der »Super 12«-Lebensmittel zurückdrehen können. Beantworten Sie alle Fragen unseres Testes auf S. 19 ganz ehrlich und kreuzen Sie die Kästchen an.

Wenn Sie in dem obenstehenden Test ein- oder zweimal mit Ja geantwortet haben, brauchen Sie sich um Ihren Stoffwechsel keine Sorgen zu machen. Bei drei- bis fünfmal Ja tickt Ihre biologische Altersuhr zu schnell. Stellen Sie Ihre Ernährungsweise auf das Super-12-Programm um und verjüngen Sie Ihren Organismus mit den besten Lebensmitteln, die die Natur bietet.

Wenn Sie sechs bis acht Ja-Kästchen angekreuzt haben, wird es höchste Zeit, Altersprozesse zu stoppen. Ihren Körperzellen fehlen Wasser und Nährstoffe, Ihr Stoffwechsel dümpelt zu träge dahin. Als Folge davon ist das Zusammenspiel von Verdauung, Kreislauf, Organen usw. gestört. Kein Wunder, wenn Sie sich oft schlapp, müde fühlen, mit Ihrem Gesundheitszustand nicht zufrieden sind. Gründe genug, Ihre Lebensweise zu ändern, sich in Ihrer Ernährung, aber auch in Ihren Gewohnheiten an das natürliche genetische Gebot anzupassen.

Wenn Sie gar neun- oder zehnmal mit Ja geantwortet haben, haben Sie beste Chancen, schon in kurzer Zeit ein neuer Mensch zu werden, Ihre körperliche Fitneß zu steigern, Ihr seelisches Wohlbefinden zu verbessern. Dazu müssen Sie lediglich ab sofort unbedingt mitmachen beim Super-12-Programm für ein neues erfülltes Leben. Schon in wenigen Tagen werden Sie sich körperlich und mental besser fühlen.

Warum uns 12 Lebensmittel fit und froh machen

Die Natur hat es so eingerichtet, daß sieben Basisnährstoffe unsere rund 70 Billionen Körperzellen ernähren: Eiweiße, Kohlenhydrate, Fettsäuren, Vitamine, Mineralien, Spurenelemente und natürlich Wasser. Wenn nur einer dieser lebenswichtigen Biostoffe nicht in ausreichendem Maß zur Verfügung steht, kommt es zwangsläufig zu Mangelerscheinungen. In natürlich gewachsener Nahrung sind diese Nährstoffe allesamt enthalten. Jedoch liefern uns einzelne Obst- oder Gemüsesorten oder zum Beispiel auch Fisch allein nicht das

INFO GESUNDHEIT

Mangelernährung ist kein spezielles Problem armer Länder in der Dritten Welt. Auch in den reichen Industrieländern sind ernährungsbedingte Defizite keine Seltenheit. Betroffen davon sind im starken Maße beispielsweise Kinder aus bildungsfernen und sozial schwachen Familien, aber auch häufig Senioren, besonders dann, wenn sie allein leben.

komplette Paket lebensnotwendiger Biostoffe. Deshalb brauchen wir eine gesunde Mischkost, die sich aus verschiedenen Lebensmitteln zusammensetzt.

Eigentlich ist ja auch ganz klar: Wir können nicht das ganze Jahr ausschließlich von Tomaten leben. Oder von Grünkohl allein. Würden wir uns ausschließlich von Geflügel ernähren, ohne weitere Zutaten, litten wir bald unter Mangelerscheinungen und wären krank.

Doch selbst eine nur teilweise Beschränkung auf einige Lebensmittel befriedigt die Nährstoffbedürfnisse unseres Körpers kaum oder gar nicht. Deshalb kommt es überall dort, wo Menschen sich einseitig ernähren, immer wieder zu epidemischen Beschwerden und Krankheiten:

- zu Arthritis und Knochenbeschwerden (wenn Kalzium und Phosphor fehlen)
- zu Leukämie (wenn es an Eisen mangelt)
- zu Zwergwuchs und Menstruationsstörungen (bei Zinkmangel)
- zu Kropfbildung (wenn Jod fehlt)
- zu vorzeitig ergrautem Haar (bei einem Defizit an Folsäure und Pantothensäure, dem Vitamin B5)
- zu kranker Haut (bei Biotin-Mangel)
- zu Infektionen (wenn Vitamin C fehlt)
- zu Sehschwäche und Blindheit (bei einem Mangel an den Vitaminen A und E).

Diese Liste könnte man weiter fortsetzen. Sie ist die wissenschaftliche Erklärung für das Geheimnis der Natur, daß unser Gewebe eine gesunde Mischkost braucht, um gesund zu bleiben. Wenn wir das

Dutzend Lebensmittel aus dem Super-12-Programm regelmäßig auf dem Tisch haben, brauchen wir uns um Mangelerscheinungen und damit verbundene Beschwerden nicht zu sorgen.

Wenn einzelne Biostoffe fehlen

Gesundheit und ein langes Leben sind so leicht zu erlangen, wenn wir nur ein wenig Liebe und Verständnis für die Bedürfnisse unserer kleinen Körperzellen aufbringen. Sie sind wie hilflose Babys, die mit allen Nährstoffen gefüttert und aufgepäppelt werden wollen, welche sie für ihr Wachstum benötigen. Nur so können sie gesund und kräftig werden.

Sammelbegriffe wie »Vitamine« oder »Eiweiß« allein reichen nicht aus, um die spezifischen Ansprüche unseres Organismus zu erläutern und zu erfüllen. Denn in hundert Millionen Jahren biologischer Evolution hat die Natur eine unendliche Vielfalt verschiedener Nährstoffe hervorgebracht und im wesentlichen aus dem Erdreich wachsen und sprießen lassen. Insgesamt brauchen wir Menschen rund 70 solcher Biostoffe, damit wir von den Haaren bis zu den Zehenspitzen mit allem versorgt sind, was unser Stoffwechsel braucht:

- 20 verschiedene Eiweißbausteine, die Aminosäuren
- mehrere Kohlenhydratbausteine, insbesondere Glukose
- verschiedene unterschiedliche Fettsäuren
- rund 20 verschiedene Vitamine
- sieben Mineralien wie Kalzium oder Schwefel
- rund 30 verschiedene Spurenelemente wie Mangan, Eisen oder Zink.

Der andauernde Verzicht auf nur einen einzigen dieser Nährstoffe ist ein Mangel, der dann irgendwann, sei es nach Tagen, Wochen, Monaten oder Jahren unausweichlich zu Beschwerden führt. Eine Ernährung ohne Vitamin B12, dem Eiweißbaustein Threonin, ohne Selen oder Kalium fördert Altersprozesse bis hin zu schweren mentalen und körperlichen Krankheiten. Oder andersherum ausgedrückt: Zahlreiche Befindlichkeitsstörungen, wie Konzentrationsschwäche, Nervosität, Hautausschlag, Haar-

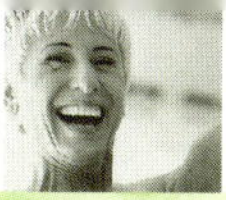

ausfall oder Übergewicht sind fast immer direkt oder indirekt Folge von Nährstoffmangel. Deshalb ist das Super-12-Programm der gesündesten Lebensmittel das beste und einfachste Mittel zur Verjüngung von Nerven- und Körperzellen.

Die Apotheke der Natur

Für die Natur gibt es eigentlich gar keine Krankheiten, sondern nur junge, gesunde oder alte, welke Zellen. Wer sich gesund ernährt, behält sein Leben lang kerngesundes, jugendliches Zellgut. Gesunde Ernährung bedeutet, nur das als Nahrung zu sich nehmen, was in der Natur gewachsen ist, seien es die sättigenden Kartoffeln, Eier, kalziumreiche Kohlrabi, so wunderbare Obstarten wie die aromatischen Himbeeren oder eiweißreichen Fisch. Dabei wirkt ein einzelnes naturbelassenes Lebensmittel wie ein Kombipräparat von gesunden Wirkstoffen aus der unvergleichlichen Apotheke der Natur. In der freien Natur nehmen die Tiere mit ihrer Nahrungsaufnahme Gesundheit pur zu sich. Dies gilt für pflanzliches Futter ebenso wie für Beutefleisch. In beiden Fällen handelt es sich um Komplettangebote an naturbelassenen Wirkstoffen.

Erst wir Menschen haben damit begonnen, Nahrungsmittel der Natur industriell zu verändern. Der weiße Zucker aus der Zuckerdose

INFO GESUNDHEIT

- Wer sich ausgewogen und gesund ernährt, nimmt mit der Nahrung alle notwendigen Vitamine und Nährstoffe zu sich.
- Die Wirksamkeit von Vitaminpräparaten ist höchst unterschiedlich und bei Wissenschaftlern nicht unumstritten.
- Hochdosierte Mittel sind Medikamenten vergleichbar, die nur auf ausdrückliche ärztliche Verordnung eingenommen werden dürfen.
- Zahlreiche Vitamine sind in zu hoher Dosis sogar gesundheitsschädlich.

oder das helle Mehl aus dem Supermarkt sind keine natürlichen Nahrungsmittel mehr. Es fehlen ihnen Inhaltsstoffe, die während ihrer Verdauung und Verstoffwechslung ersetzt werden müssen, zum Beispiel aus dem Depotbestand von Speichervitaminen aus der Leber oder durch Reserveeiweiß im Bindegewebe. So entzieht jedes Fertigprodukt schon kurz nach dem Verzehr dem Körper wertvolle Zellstoffe. Die Folge: Eine nährstoffarme Mahlzeit beliefert unseren Körper nicht nur unzureichend, sondern raubt dem Organismus darüber hinaus noch kostbare Biostoffe, die er zum Beispiel für ein hübsch gepolstertes Kollagen, für gesunde Nerven, für die Synthese von Glückshormonen oder für den Abbau von Übergewicht dringend bräuchte.

Naturbelassene Kost macht demnach gesund; verfeinerte, veränderte und praktisch alle verzehrfertig verpackten Lebensmittel hingegen führen – ausschließlich genossen, das heißt ohne Anreicherung der täglichen Kost durch frisches Obst und Gemüse – zu Mangelerscheinungen und Beschwerden, die unser Leben ziemlich beeinträchtigen können.

Pflanzliche Wirkstoffe oder Pillen?

Ein Medikament aus der Apotheke enthält im allgemeinen einen oder wenige Wirkstoffe, die gezielt an sogenannten Rezeptoren von Zellen ansetzen und krankheitserregende Prozesse stoppen bzw. Krankheitserreger wie Viren, Bakterien oder Pilze abtöten. Diese Wirkstoffe sind im Arzneimittel isoliert, lediglich eingebunden in Hilfsstoffe, die zum Beispiel eine Verabreichung und Einnahme in Pillen- oder Drageeform erst möglich machen. Oder sie werden mit Spritzen in die Blutbahnen injiziert. Mehr als die Hälfte aller chemisch hergestellten, rezeptpflichtigen Wirkstoffe sind der Natur abgeguckt, Pflanzen haben sie schon vor vielen Millionen Jahren im eigenen Stoffwechsel synthetisiert, um krankheitserregende Mikroorganismen oder freie Radikale abzuwehren und abzutöten. Dazu zählen insbesondere die Alkaloide, stickstoffhaltige Naturstoffe, von denen es mehr als 3000 unterschiedliche Formen gibt. Auch Koffein in unserem Kaffee oder Tee

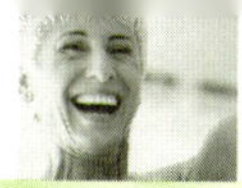

sind Alkaloide. Eine ganze Reihe von Pflanzen-Alkaloiden wird heute zum Beispiel bei Bluthochdruck oder Herzkrankheiten eingesetzt. Aber auch Karotene werden in Pillenform verordnet, Pflanzenfarb- und Schutzstoffe, die auch unsere Zellen gegen Krankheiten und zerstörerische freie Radikale panzern. Es gibt einen wesentlichen Unterschied zwischen Natur und Chemie: Pflanzen produzieren ihre kostbaren Wirkstoffe nie isoliert, sondern stets in Verbindung mit zahlreichen anderen, sogenannten sekundären Wirkstoffen. Typisches Beispiel ist Vitamin C, das wohl potenteste Arzneimittel aus der Apotheke der Natur. Von der Industrie wird es als künstliches weißes Ascorbinsäure-Pulver hergestellt und auf den Markt gebracht. Dagegen ist natürliches Vitamin C in unserem Gemüse oder Obst eingebunden in Dutzende schützender sogenannter Bioflavonoide, die das natürliche Vitamin um das mehr als zwanzigfache wirksamer und wertvoller machen. So wird Vitamin C zur überzeugenden Empfehlung für das Super-12-Programm der besten natürlichen Lebensmittel. Das Vitamin wird ständig von allen Zellen gebraucht.

Wunderwaffen der Natur

Jedes einzelne Super-12-Lebensmittel besitzt seine spezifische Schlagkraft bei der Behandlung von Beschwerden – dynamisch angreifende Wirkstoffe, denen schon seit Millionen Jahren Tiere Heilung und Gesundheit verdanken. Nur beispielsweise sechs Oliven

EMPFEHLUNG

Besser als Vitamin-Pillen sind die natürlich in Obst und Gemüsen vorkommenden Vitamine. Erst ihr Zusammenwirken mit den anderen Inhaltsstoffen in den Früchten, im Wurzelgemüse, im Kohl, in Hülsenfrüchten oder Salatpflanzen führt zu den gewünschten positiven Effekten in unseren Körperzellen.

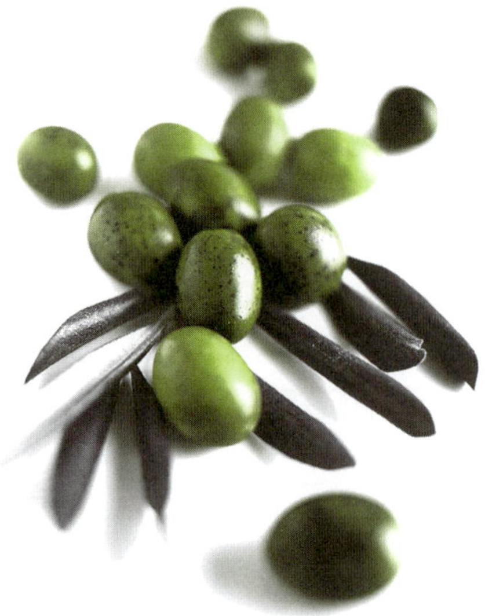

am Tag versorgen unser Nervensystem und unsere Drüsen mit den unverzichtbaren Omega-3-Fettsäuren für ihr optimales Funktionieren. Die Inhaltsstoffe einer einzigen Zitrone täglich bewahren uns vor Zahnfleisch- und Nasenbluten, vor Erkältungskrankheiten und einer Gefäßwandschwäche, sie kräftigen Herz, Bindegewebe und helfen bei Konzentrationsmängeln.

Wenn wir aber lediglich das isolierte industriell produzierte weiße Vitamin-C-Pulver aus der Apotheke einnehmen, ist die gesundheitliche Wirkung vergleichsweise minimal. Die Gründe dafür lassen sich so erklären: Die Natur liefert uns mit ihren Lebensmitteln niemals nur sogenannte Monopräparate, also einzelne Wirkstoffe, sondern stets gleich ein ganzes Paket an biologisch und therapeutisch wirksamen Inhaltsstoffen, die sich gegenseitig in ihrer Wirkung ergänzen und diese dabei manchmal um das Hundertfache potenzieren.

So hilft etwa ein Ei – obwohl es selbst Cholesterin enthält – unser Stoffwechsel-Cholesterin verwertbar zu machen und auf diese Weise sogar einen gegebenenfalls überhöhten Cholesterin-Spiegel zu senken. Kartoffeln füttern uns mit gesund sättigender Stärke und liefern mit ihrer Schale auch gleich noch

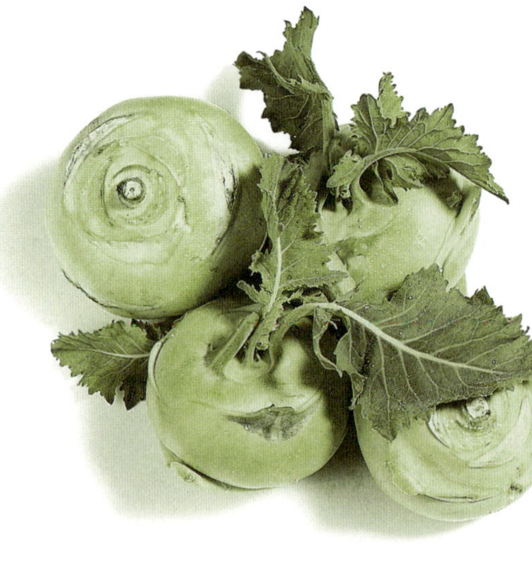

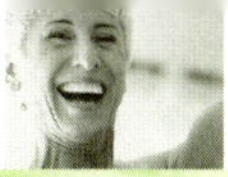

sämtliche B-Vitamine dazu, die für ihre Verwertung im Stoffwechsel benötigt werden, so daß keine faulenden, gärenden Restprodukte im Darm übrigbleiben.

Deshalb sollte man am besten Kartoffeln im Bio- oder Naturkostladen kaufen und die kostbare Schale mitkochen und -essen.

Andere Beispiele: Kohlrabi ist enorm reich an bestem Knochen-Kalzium, das Osteoblasten (die knochenbildenden Zellen) im physiologisch aktiven Verbund mit Magnesium, Phosphor und anderen Nährstoffen aufpäppelt und verjüngt. Und dies erfolgt sogar schon wenige Stunden nach einer Mahlzeit. Täglich eine einzige Tomate panzert unsere Körperzellen mit sogenannten Lykopinen, den in unserem Körper häufigsten Immunschutzstoffen aus der Familie der Karotene – mit die beste Prävention gegen schwere Zellerkrankungen.

Also unbedingt mitmachen beim Super-12-Programm der gesündesten natürlichen Lebensmittel! Täglich Oliven, Avocado & Co. auf den Tisch – und Sie bleiben fit, jung, schlank & glücklich.

Kleine Nährstoffkunde: FIT & FROH durch Biostoffe

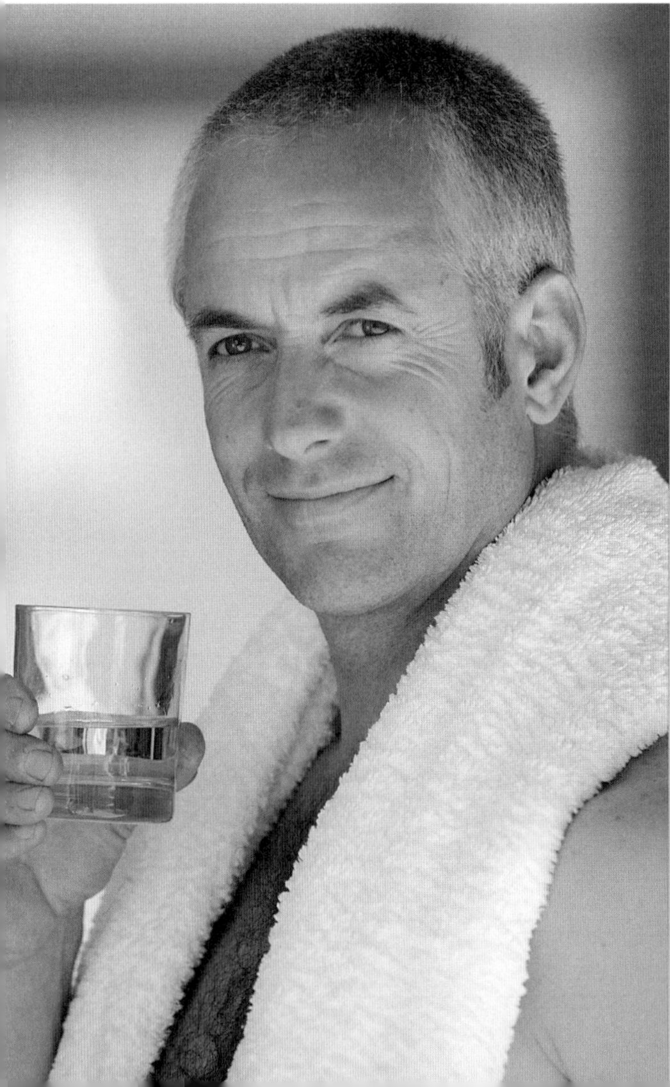

In naturbelassenen Lebensmitteln findet sich ausschließlich Gesundes, Natürliches: Eiweiß, gesunde Kohlenhydrate und Fettsäuren, Mineralstoffe und Wasser – sonst nichts. Fast-Food-Lebensmittel aus der »Tüte« hingegen enthalten fast mehr Schädliches als wirklich gesunde Inhaltsstoffe.

»

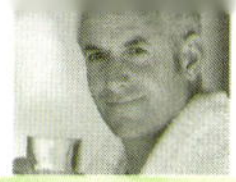

Für die Natur und ihre Gesetze sind Beschwerden und Krankheiten gar nicht vorgesehen. »Mehr als 90 Prozent von ihnen sind zivilisationsbedingt«, erklärt Dr. Vido Moussulli vom renommierten National Institute of Health in Bethesda (US-Staat Maryland). »Die richtige Ernährung, mehr Entspannung und Bewegung – und ein Drittel unserer Ärzte wäre arbeitslos.« Das Gebot der Natur lautet: Nahrung sättigt und stillt unseren Durst – und so ganz nebenbei macht und erhält sie uns schlank und gesund.

Tatsächlich wirken die Super-12-Lebensmittel nicht viel anders als chemisch definierte Arzneimittel wie zum Beispiel Aspirin, Beta-Blocker, angstlösende Neuroleptika, durchblutungsfördernde Mittel, Abführmittel, Lipidsenker usw. Kein Wunder: Die meisten dieser Präparate sind schließlich der Natur abgeguckt. Wozu also in die Apotheke gehen und teure Medikamente kaufen, wenn man die wichtigen Wirkstoffe auch mit einer schmackhaften Mahlzeit konsumieren kann? Wenn man nichts weiter braucht, um glücklich und fit zu sein, als gesund zu essen?

INFO GESUNDHEIT

Zusatzstoffe in industriell hergestellten Lebensmitteln

- Konservierungsstoffe
- Farbstoffe
- künstliche Aromastoffe
- Zuckeraustauschstoffe
- künstliche Verdickungsmittel, Antioxidanzien, Geliermittel, Salze und Emulgatoren (Bindemittel)
- Hormone und Medikamentenrückstände aus Masttierfleisch

Wie soll ein Mensch gesund bleiben, der täglich solche lebensfeindlichen »Aus-der-Tüte-Substanzen« in großen Mengen zu sich nimmt? Immunsystem und Stoffwechsel müssen alle diese Toxine mit hohem Aufwand bekämpfen, neutralisieren und ausscheiden. Dabei werden kostbare Nährstoffe geopfert, wie essentielle Eiweißbausteine oder Vitamine, die dem Organismus an anderer Stelle fehlen. Eine Rückkehr zur schlichten, naturbelassenen Ernährung unserer Vorfahren ist die Basis mentaler und körperlicher Gesundheit. Dazu braucht unser Organismus keine körperfremden Substanzen, sondern alle biologischen Nährstoffe in optimaler Ausgewogenheit.

GUT ZU WISSEN

Die acht essentiellen Aminosäuren

- Leucin
- Phenylalanin
- Isoleucin
- Valin
- Threonin
- Lysin
- Tryptophan
- Methionin

EIWEISSE – Bausteine des Lebens

Vom Wasser abgesehen, besteht unser Körper zum großen Teil aus Eiweiß. Verständlich, daß die Eiweißversorgung für unsere Gesundheit sehr wichtig ist. In unseren rund 70 Billionen Körperzellen finden täglich Trillionen chemische Reaktionen statt, bei denen Aminosäuren, die kleinen Eiweißbausteine, zu Proteinmolekülen zusammengefügt werden. Sie organisieren alles Leben in unserem Körper: Muskeltätigkeit, Glücksempfinden, Energiegewinnung, Verdauung, Kreislauf – alles wird direkt oder indirekt durch Proteine gesteuert.

Eiweiß ist aber nicht gleich Eiweiß. Es gibt 20 verschiedene Aminosäuren, aus denen sich insgesamt rund 50 000 verschiedene Proteinketten in unserem Organismus zusammensetzen. Acht der Aminosäuren sind essentiell, das heißt, wir müssen sie unbedingt mit unserer Nahrung zu uns nehmen. Die anderen zwölf kann unser Stoffwechsel bei Bedarf aus anderen Eiweißbausteinen zusammenfügen.

Glückseiweiß & Muskelproteine

Einige dieser Eiweißbausteine sind für den Aufbau kräftiger Muskelpartien wichtig, dazu gehören Valin, Leucin oder Isoleucin. Aus anderen wiederum – Methionin oder Phenylalanin – macht unser Nervenstoffwechsel stimmungsaufhellende Nervenreizstoffe, also Glückshormone. Insgesamt sind sämtliche 20 Eiweißbausteine für ein tadelloses Funktionieren unserer Zellmotoren wichtig.

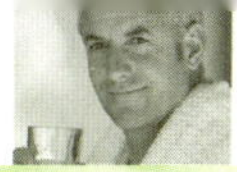

Sowohl das Dutzend Lebensmittel aus dem Super-12-Programm, als auch alle anderen naturbelassenen Nahrungsmittel sind reich an allen Eiweißbausteinen. Eine Sonderrolle spielt Tofu, das eine ähnliche Zusammensetzung an Aminosäuren aufweist wie Fleisch, deshalb idealer Ersatz ist für Schnitzel, Grillsteaks, Fischfilets oder Putenbrust. Wer sich also gesund ernährt, braucht sich um die Proteinversorgung seiner Zellen nicht zu sorgen.

Eiweiß haben wir ohnehin meist zuviel auf dem Teller, mit Wurst, Hackfleisch usw. Problematisch ist dabei häufig die Eiweißverwertung, also der Abbau zum Beispiel von tierischem Eiweiß in Magen und Darm zu Aminosäuren. Bei Fehlernährung funktioniert dieser Abbau nur unzulänglich, zu große Eiweißmoleküle verbleiben dann in tieferen Darmabschnitten, weil sie nicht durch die Darmschleimhaut ins Blut transportiert werden können. Sie beginnen dann zu faulen und verursachen Blähungen, Darmkollern, Verstopfung oder Durchfall.

Gesunde Basiskost mit viel Obst, Salat, Rohkost und Gemüse trägt aber grundlegend dazu bei, die körpereigene Produktion an Magensäure zu sichern. Das ist wiederum eine unabdingbare Voraussetzung für eine gesunde Vorverdauung eiweißreicher Lebensmittel im Magen.

GUT ZU WISSEN

Die Proteinzufuhr sollte etwa 20 Prozent der Gesamtenergiezufuhr ausmachen und sowohl durch tierisches als auch pflanzliches Eiweiß gesichert werden – das ist durch eine normale Mischkost gesichert. Dauernde Diäten oder vegane Ernährung führen dagegen zu einem Proteinmangel.

KOHLENHYDRATE
pure Energie

Im Gegensatz zu Menschen, Ameisen oder Elefanten bestehen Pflanzen vorwiegend aus Kohlenhydra-

INFO GESUNDHEIT

Im Alter, also ab der Lebensmitte, sinkt der Grundumsatz. Nimmt dann auch noch die Mobilität ab, sinkt der Arbeitsumsatz ebenfalls. Das ganze System der energieerhaltenden und -verbrauchenden Mechanismen gerät somit aus dem Gleichgewicht. Wer also im Alter gesund und schlank sein oder bleiben will, muß seine Energiezufuhr verringern und sich mehr bewegen.

ten. Brokkoli, Papaya, Sellerie oder Kirschen versorgen uns also reichlich mit diesen Energiespendern, ohne die Leben auf der Erde gar nicht möglich wäre. Kohlenhydrate bauen sich aus kleinsten Bausteinen auf, der Glukose. Je nachdem, wie viele solcher Bausteine zu einem größeren Molekül zusammengebunden sind, sprechen wir von Einfach-, Zweifach- oder Mehrfachzuckern. Damit ist nicht der Zucker aus der Dose gemeint, sondern die Molekülketten bezeichnen Monosaccharide, Disaccharide und Polysaccharide.

Aus solchen kleinen Kohlenhydratbausteinen besteht der Fruchtzucker im Honig oder in den verführerisch süßen Erdbeeren ebenso wie die Biomasse der hochwachsenden Sträucher oder Bäume. Wer im Holzhaus lebt, wohnt also in einem Gebäude aus Kohlenhydraten, wenn wir eine Zeitung lesen, besteht diese ebenfalls aus Polysacchariden. Um mehr als 300 000 Pflanzenarten entstehen zu lassen, benötigte die Natur eine Vielfalt verschiedener Kohlenhydratmoleküle. Sie unterscheiden sich im wesentlichen durch die Anzahl der enthaltenen Kohlenstoffatome, an die sich Wasserstoff- und Sauerstoffatome binden. Ein Schrank aus Eichenholz besteht – wenn man sein Zellgerüst unterm Mikroskop untersucht – aus Zellulose, aus langen Ketten von Zuckermolekülen, die extrem fest miteinander verknüpft sind und alles andere als süß schmecken. Ähnlich verhält es sich mit der Bettdecke aus Leinen oder dem Pullover aus Baumwolle, die ebenfalls aus Kohlenhydraten bestehen, aus sogenannter Amylose oder Amylopektin mit jeweils zwischen 1000 und 20 000 Zuckermolekülen. Das

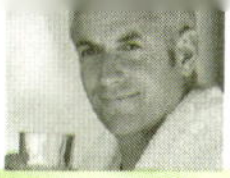

Gras auf der Wiese schmeckt bitter. Weidetiere, wie zum Beispiel Kühe, produzieren aber ein spezielles Enzym, das Gras beim Wiederkäuen nach und nach zu Glukose abbaut. Wenn also so ein Rind gemütlich im Gras liegt und ausgiebig kaut, schmeckt dieses Naturfutter wundervoll süß. Wenn wir Brot lange kauen, werden die enthaltenen Kohlenhydrate ebenfalls schon in der Mundhöhle mit Hilfe des Enzyms Amylase zu Glukose abgebaut – und es beginnt, ganz süß zu schmecken. Honig schmeckt sofort herrlich süß, der enthaltene Fruchtzucker besteht nur noch aus jeweils zwei Zuckermolekülen, wie auch Maltose (Malzzucker) oder Laktose (Milchzucker). Der ist besonders reich im Kolostrum enthalten, der Muttermilch der ersten Tage, und die Geschmacksknospen auf Zunge und Gaumen des Säuglings sprechen gierig darauf an. So wird Zucker zum Lebensspender auch bei uns Menschen.

Je weniger Einzelzucker jeweils zu einem Molekül zusammengeknüpft sind, desto süßer ist der Geschmack. Darin liegt eines der faszinierendsten Geheimnisse der Natur – und gleichzeitig die Gefahr, von Süßem dauerhaft verführt zu werden.

Glukose: Motor für Nerven und Zellen

Diese kleinsten Bausteine der Kohlenhydrate sind bestes Brennmaterial für die Energiegewinnung in allen unseren Körperzellen. Anders als die trägen und anhaltend brennenden Fettmoleküle gibt die Glukose ihre Energie rapide ab, wie eine jäh aufschießende Gasflamme. Dies ist vor allem für Gehirn- und Nervenzellen wichtig, die unter Streßbedingungen sofort Energie brauchen, um zum Beispiel auf Gefahr unverzüglich reagieren zu können. Aber auch Muskelzellen verbrennen bei Beanspruchung sehr viel Glukose.

Deshalb ist pflanzliche Kost so ungemein gesund, weil sie uns optimal mit Kohlenhydraten versorgt, die noch dazu in Magen und Darm rasch verdaut und im Stoffwechsel unverzüglich verwertet werden. Hinzu kommt, daß pflanzliche Lebensmittel meist auch sehr reich

GUT ZU WISSEN

GEFÄHRLICHE SÜSSE

- Gefährlich süß schmecken natürlich die industriell hergestellten Einfachzucker im weißen Kristallzucker und in allem Süßen und süßen Getränken. Die Vertriebsstrategen der zuckerverarbeitenden Industrie nutzen diesen natürlichen Verführungseffekt und machen so viele von uns zu Opfern industrieller Zuckerprodukte.
- Weder die Super-12-Lebensmittel noch alle anderen naturbelassenen Nahrungsmittel enthalten den weißen Kristallzucker. Wir dürfen daher getrost und in Maßen alles auf den Tisch bringen, was die Natur mit Hilfe von Fruchtzucker, der Fruktose, süß schmecken läßt: süße Beeren und Weintrauben bzw. anderes Obst, außerdem Honig und Ahornsirup sowie Melasse, den braunen nährstoffreichen Siruprückstand, der bei der Herstellung von Kristallzucker anfällt.
- Diabetiker müssen sich allerdings auch bei naturbelassenen Zuckern zurückhalten und dabei ihre speziell auf ihre Bedürfnisse abgestimmten Ernährungspläne beachten.

an Eiweiß sind, so zum Beispiel das Super-12-Lebensmittel Tofu. Ohne Glukose als Erstenergie kann Eiweiß in unserem Stoffwechsel nicht verarbeitet werden. Diese Kombination von Proteinen und Kohlenhydraten in Obst, Salat, Rohkost, Gemüse, Kartoffeln oder Getreideprodukten ist der ideale Energie- und Nährstoffspender für unseren Organismus, sie macht demnach schlank, fit und glücklich. Eiweißmoleküle aus vegetarischer Ernährung erreichen ihre Zielzellen viel schneller und potenter als die Proteine in einem zähen Schweineschnitzel, das erst mühsam gekaut und im Darm verdaut werden muß.

Die guten Kohlenhydrate

Mit gesunden Kohlenhydraten aus Pflanzen hat die Natur ein wichtiges Instrument unserer Gesundheit aufgebaut: den Blutzuckerspiegel. Wenn wir einen Teller

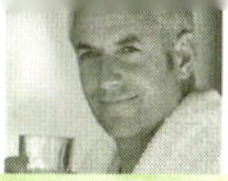

Kartoffeln mit Spinat essen, werden die darin enthaltenen Kohlenhydrate mit Hilfe von Enzymen in Magen und Darm zu Glukose-Molekülen abgebaut und durch die Darmschleimhaut ins Blut transportiert. Hier wird die Glukose fortan als Blutzucker bezeichnet. Ein gesunder Blutzuckerspiegel – das heißt die Konzentration von im Blut gelöster Glukose – liegt zwischen etwa 85 und 105 Milligramm pro Deziliter Blut.

Diese Glukose im Blut speist alle Nerven mit dem für die Motorik wichtigen Energierohstoff. Ganz speziell aber die Nerven- und Gehirnzellen, die keine andere Energienahrung verwerten können. Ein gesunder Blutzuckerspiegel ist also für Nerven und Gemüt unerläßlich. Oder anders ausgedrückt: Wenn zuwenig Glukose im Blut zirkuliert, werden wir fahrig, unruhig, nervös oder auch gereizt, ängstlich und depressiv.

Die guten Kohlenhydrate aus naturbelassenen Lebensmitteln werden im Darm nach und nach zu Glukose abgebaut, sie werden deshalb auch als komplexe Kohlenhydrate bezeichnet. Sie sorgen für einen steten und gleichbleibenden Zustrom von Glukose ins Blut und somit für einen gesunden Blutzuckerspiegel, der für die Bewältigung der Herausforderungen im Alltag enorm wichtig ist.

INFO GESUNDHEIT

Nicht nur der Kohlenhydratstoffwechsel vermindert sich mit dem Alter, sondern auch die Glukosetoleranz. Die Folge: Die Nüchternglukosewerte im Blut steigen – auch bei Nichtdiabetikern und unabhängig vom Gewicht und Geschlecht. Also schränken Sie Ihren Zuckerverzehr ein und greifen statt zu industriellem Kristallzucker lieber zu Fruchtzucker.

Die ungesunden Kohlenhydrate

Im Falle der Zucker- oder Mehlherstellung werden Keimlinge und andere wertvolle Pflanzenbestandteile abgetrennt, übrig bleibt vorwiegend schnellösliche Glukose, die sofort ins Blut schießt, weil sie

GUT ZU WISSEN

Schokolade: Haben oder nicht haben?

Schokolade besteht aus den Bestandteilen der tropischen Kakaobohne – Kakao und Kakaobutter –, Zucker und im Falle der Milchschokoladen aus Milchpulver. Die hellen Schokoladen sind also sehr zucker- und fetthaltig. Dunkle Schokoladen dagegen bestehen vor allem aus Kakao, der reich an natürlichem Serotonin ist, einem Glückshormon. Süßmäulern sei daher geraten, sich schleunigst nach einem Schokoladenhändler ihres Vertrauens umzusehen, der sie mit Qualitätsprodukten von mindestens 55 Prozent Kakaoanteil versorgt.

ja im Darm nicht mehr durch Enzyme abgespalten werden muß. Der Blutzuckerspiegel steigt also spontan hoch an, als Reaktion darauf schrillen in der Bauchspeicheldrüse die Alarmsirenen. Das arme Organ muß jetzt in einer Art Feuerwehraktion erhebliche Quantitäten des Hormons Insulin bereitstellen, das derartig hohe Mengen an Glukose in Körperzellen einschleust.

Der Blutzuckerspiegel steigt also, fällt aber bald darauf wieder stark ab – meist auf einen noch tieferen Wert als zuvor. Nerven und Gehirn sind dann also kurzfristig mit ihrem Lieblingsenergiefutter versorgt, doch oft schon wenige Minuten später liegt die Blutzuckerkonzentration wieder zu niedrig, Gehirn- und Nervenzellen werden also unterversorgt. Dadurch regt sich instinktiv die Sucht nach Süßem, und es folgt der Griff zur Schokolade, zur Praline. Weil das Bauchspeicheldrüsenhormon Insulin gleichzeitig Fettmoleküle in Fettzellen einbaut, macht schnelllösliche Glukose nicht nur nervös, sondern auch dick. Wer fit, schlank und gesund sein möchte, muß seine Ernährung also unbedingt von den ungesunden, industriell hergestellten Kohlenhydraten auf die gesunden komplexen Kohlenhydrate umstellen. Das bedeutet, insbesondere helle Mehlprodukte, weißen Reis und natürlich die zahllosen Süßigkeiten zu meiden.

Alle diese Zuckerstoffe zählen zu den ungesunden Kohlenhydra-

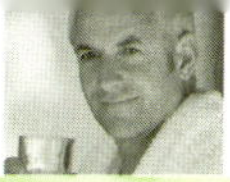

ten. Mitunter werden Lebensmittel auch mit Fruktose, dem Fruchtzucker, gesüßt. Der ist aber lediglich dann unbedenklich, wenn er als Bestandteil von Früchten, Honig oder Ahornsirup konsumiert wird. Zucker ist übrigens auch in zahlreichen nicht süß schmeckenden Fertigprodukten enthalten, seien es Salate, Tiefkühlfertiggerichte, Wurstwaren.

INFO GESUNDHEIT

Vorsicht, (versteckter) Zucker!

Daß Zucker gesundheitsschädlich ist, ist zunehmend mehr Menschen bewußt. Nun gehen die Hersteller fertig verpackter Lebensmittel dazu über, nicht mehr den Begriff »Zucker« bei den Angaben über Inhaltsstoffe auf dem Etikett anzugeben. Sie weichen auf Tarnbezeichnungen aus, die der Konsument oft nicht dechiffrieren kann. Deshalb gilt es, Etiketten sorgfältig lesen. Alles, was auf -ose endet, zählt zu der langen Liste von Zuckeraustausch- oder -zusatzstoffen. Dazu kommt noch eine lange Liste weiterer Deckbegriffe: Galaktose, Laevulose, Isoglukose, Hexose, Dextrose, Glukosesirup, Laktit, Mannit, Xylit, Maltit, Maltodextrin, Dextrin, Sorbit, Isomalt.

FETT ist nicht gleich Fett

Wenn wir heutzutage von Körperfett sprechen, meinen wir im allgemeinen geringschätzig die Schwabbelpolster im Bauch- und Hüftbereich. Dabei ist Fett lebensnotwendiger Nährstoff, der für unsere Gesundheit ebenso wichtig ist wie Eiweiß oder Vitamine. Wir brauchen demnach Fett und müssen es mit der Nahrung zu uns nehmen. Fett schützt unsere Haut, polstert unsere Organe als Schutz gegen Stöße und Schläge, trägt zu einer konstanten Körpertemperatur bei, hilft beim Vitaminstoffwechsel, ist unersetzlich für das Funktionieren unseres Nervensystems.

In unserem Körper gibt es drei verschiedene Arten von Fetten bzw.

Lipiden (so lautet der wissenschaftliche Begriff):

- Triglyzeride sind unser wesentliches Nahrungsfett bzw. auch die Fettmoleküle, die wir in Fettzellen speichern.
- Phospholipide sind die heimlichen Schutzengel unseres Stoffwechsels, äußerst sensible und aktive Lipide, die zusammen mit hochwertigen ungesättigten Fettsäuren vorwiegend von Pflanzen produziert werden.
- Steroide bilden eine Sonderform der Lipide in unserem Körper. Zu ihnen zählt Cholesterin, das für die Schutzhäutchen unserer Zellen, für die Synthese von Hormonen und für viele andere Funktionen in unseren Körperorganen lebensnotwendig ist.

EMPFEHLUNG

Eine ausreichende Fettzufuhr ist in jedem Alter wichtig. Wir sollen zwar nicht zuviel Fett mit der Nahrung aufnehmen, aber wir dürfen damit auch nicht zu sehr geizen. Grund: Eine ganze Reihe lebenswichtiger Vitamine wie Vitamin A, E und D sind fettlöslich. Gerade im Alter besteht aber die Gefahr einer Unterversorgung mit diesen Vitaminen. Also nehmen Sie mit Ihrer wohldosierten Mischkost auch ausreichend Fett zu sich.

Nicht anders als die Kohlenhydrate und Eiweiße muß auch Fett im Darm erst in seine kleinsten Bestandteile zerlegt werden, in die Fettsäuren. Von denen gibt es wiederum eine erhebliche Anzahl: gesättigte Fettsäuren, die bei beträchtlichem Konsum ungesund sein können, und ungesättigte Fettsäuren, die zu den besten Verbündeten für den Erhalt unserer mentalen und körperlichen Gesundheit zählen. Die Lebensmittel im Super-12-Programm enthalten nur geringe Konzentrationen an gesättigten Fettsäuren, sind dafür enorm reich an allen einfach und mehrfach ungesättigten Fettsäuren. Die Orientierung auf gesunde ungesättigte Fette ist ein Prozeß mit großer Wirkung auf Ihre Gesundheit.

Auch Nahrungsfette gelangen also erst einmal in unseren Darm, werden dort abgebaut und jeweils für spezielle Zwecke in unserem Organismus verwendet.

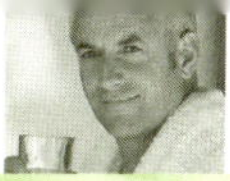

Was man über Fettsäuren wissen sollte

Genau wie Kohlenhydrate bestehen auch Fettsäuren aus Kohlenstoff, Wasserstoff und Sauerstoff – freilich in ganz anderem molekularen Aufbau. Sie unterscheiden sich durch die Länge ihrer Molekülketten und durch die Sättigung enthaltener Kohlenstoffatome mit Wasserstoffatomen. Wenn nämlich die Kohlenstoffatome in so einem Fettsäuremolekül mit Wasserstoffatomen besetzt, also gesättigt sind, sind sie naturgemäß satt und haben kein oder kaum Interesse an weiteren Stoffwechselreaktionen im Körper. Sie sind träge, allenfalls als Speicherfett in den Speckdepots des Bauches geeignet. Deshalb machen gesättigte Fette eher dick als schlank.

Am besten stellt man sich vor, daß Fettsäuren winzig kleine Kohlenstoff-Ärmchen haben, die sie sehnsüchtig ausstrecken, um sich ein Wasserstoffatom zu angeln. Wenn sich so ein Ärmchen ein Wasserstoffatom gefischt hat, ist es zufrieden und gesättigt. Ist dies nicht der Fall, bleibt das Kohlenstoff-Ärmchen unruhig auf der Suche – und ist dementsprechend im Stoffwechsel höchst unternehmungslustig und aktiv. Die gesättigten Fettsäuren stecken zum Beispiel in Wurstprodukten, Hackfleisch und Käseerzeugnissen. Doch selbst mageres Fleisch, wie bespielsweise ein Kalbsschnitzel oder ein Filetsteak, enthält immer noch bis zu 22 Prozent Fett in Form gesättigter Fettsäuren.

Olivenöl gehört in jede Küche

Die ungesättigten, gesunden, im Stoffwechsel so betriebsamen Fettsäuren finden sich vorwiegend in

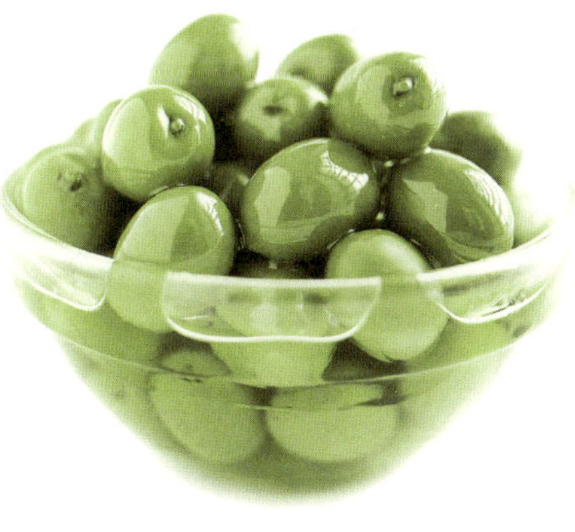

Seefischen, wie zum Beispiel Lachs, oder in fettreichen pflanzlichen Lebensmitteln wie der Avocado, den Oliven oder im Tofu. Sie alle zählen zu dem Dutzend gesündester Lebensmittel aus dem Super-12-Programm, das uns fit, jung, schlank und glücklich macht und erhält.

Oliven und das daraus gewonnene Olivenöl sind reich an einfach ungesättigten Fettsäuren. Diese uralte Zivilisationspflanze ist ein kostbarer Schatz für jede gesunde Küche. Das Öl hat einen höheren Rauchpunkt als andere Pflanzenöle, die empfindlicher gegen Hitze sind. Es kann deshalb besser zum Braten benutzt werden, zum Beispiel von Fisch in der Pfanne. Nicht umsonst zählt Olivenöl seit mehr als 5000 Jahren zu den unverzichtbaren Lebensmitteln der südländischen Küche.

Andere Pflanzenöle, wie Raps-, Sonnenblumen- oder Sojaöl sind verletzlicher. Zwar sind alle diese ungesättigten Lipide von Natur aus durch das Immunvitamin E gegen Licht und Hitze geschützt, jedoch nur bis zu einem bestimmten Grad. Pflanzen ertragen in der Natur Temperaturschwankungen von wenig unter dem Gefrierpunkt bis hinauf zu etwa 40 Grad. Höhere Temperaturen treten selten auf, deshalb vertragen Pflanzen und deren Lipide Hitze nur schlecht. Die meisten Pflanzenöle eignen sich deshalb besonders gut für das Anrichten von Salaten, Rohkostdressings, kalten Dips oder Mayonnaisen.

Kerngesunde Fisch- und Pflanzenöle

Je kälter, eisiger die Region ist, welche den Lebensraum einer Fischart bildet, desto mehr an schützenden Omega-Fettsäuren reichern diese Meeresbewohner in ihrem Gewebe an. Sie halten nämlich das Blut dünnflüssig, ohne die mehrfach ungesättigten Fettsäuren würden Dorsche, Lachse oder Hering im Eiswasser von Antarktis oder Arktis erfrieren. In den Beinen und Füßen von Pinguinen und anderen Eismeervögeln sind mehrfach ungesättigte Fettsäuren aus demselben Grund ebenfalls hochkonzentriert.

Im Laufe ihres Wachstums und ihrer Reifezeit synthetisieren die winzigen Pflanzenzellen mit Hingabe und Umsicht unermüdlich mehrfach ungesättigte Fettsäuren für ihren eigenen Stoffwechsel. In

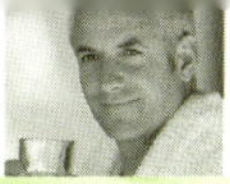

INFO GESUNDHEIT

Gesund lebt, wer hauptsächlich Fett aus pflanzlichen Ölen verzehrt. Diese sind reich an Omega-Fettsäuren. Besonders wichtig sind die Fettsäuren der n-3- und n-6-Familie. Erstere kommen vor allem im Fisch, in Raps- und Leinöl vor; letztere finden sich in fast allen pflanzlichen Lebensmitteln. Da diese beiden Fettsäuren entgegengesetzt auf die Blutgerinnung wirken, sollten sie im Verhältnis 5 zu 1 (n-6 zu n-3) in der Ernährung stehen.

Konfiguration (Aufbau) und Konformation (räumlicherAusspreizung) ist jedes dieser Fettsäuren-Moleküle ein Wunder der Natur. Wenn wir uns dessen bewußt sind, werden wir im Supermarkt häufiger vorn am Gemüsestand verharren, anstatt daheim nährstoffarme Mikrowellenprodukte auf den Tisch zu bringen.

Die Tatsache, daß mehrfach ungesättigte Fettsäuren das Blut dünnflüssig halten, können wir uns zunutze machen, indem wir öfter einmal Tofu, Lachs, Oliven oder Avocado in den Speiseplan einbauen. Quicklebendig dahinsprudelndes Blut bedeutet nämlich, daß mehr Nährstoffe wie Vitamine und Spurenelemente schneller zu den Körperzellen transportiert werden können. Eine einzige entsprechende Mahlzeit führt auf diesem Weg innerhalb von nur 30 Minuten zu einem erfrischenden Vitalschub für unser Gewebe.

Am meisten profitiert davon unser mächtigster Muskel, der Herzmuskel, weil ihm natürlich über das Blut so auch mehr Sauerstoff zugeführt wird. Nicht umsonst waren bei den Eskimos, solange diese sich vorwiegend von Meeresfisch ernährten, Herz-und Kreislauferkrankungen weitgehend unbekannt.

VITAMINE – Lieblinge der Natur

Diese kleinen fleißigen Moleküle liegen der Natur deshalb besonders am Herzen, weil sie in unserem

INFO GESUNDHEIT

Der Cholesterin-Irrtum

- Immer wieder ist die Rede vom »bösen« Cholesterin – das es aber in Wirklichkeit gar nicht gibt. Denn Cholesterin bildet eine lebensnotwendige Fettsubstanz, die von der Natur mit einer Reihe wichtiger Aufgaben in unserem Körper betraut ist.
- Etwa 90 Minuten nach einer Mahlzeit steigt der Cholesterinspiegel im Blut steil an. Die Fettpartikel werden dann in der Leber in feine Eiweißhüllen verpackt und in die Blutbahn abgegeben. Ohne diese Verpackung könnten sie nicht transportiert werden. Bekanntlich haftet sich Fett an die Gefäßwände an oder es schwimmt auf der Oberfläche, wenn es mit einer Flüssigkeit wie Wasser oder Blut zusammenkommt. Fett ist in Wasser nicht löslich.
- Das im Blut zu den Zellen versandte Cholesterin wird als LDL-Cholesterin bezeichnet (von Low Density Lipoprotein = Fettprotein mit geringer Dichte). Diese Fettsäckchen sind sehr reich an Cholesterin, gelten vielen Menschen deshalb irrtümlich als ungesund. In Wirklichkeit erwarten alle rund 70 Billionen Körperzellen jedoch gerade dieses LDL sehnsüchtig, weil sie es für ihren Stoffwechsel dringend benötigen, so etwa zum Aufbau ihrer Zellwände.
- Wenn die Zellen mit LDL-Cholesterin reichlich gesättigt sind, nehmen sie kein weiteres mehr auf. Nun schwärmen HDL-Partikel im Blut aus (von High Density Lipoprotein = Fettprotein mit hoher Dichte). Die nehmen ihre überschüssigen Geschwister an die Hand und führen sie zur Leber zurück, wo sie entsorgt werden, zum Beispiel zu Gallensäure. Schon bald ist ein gesunder Cholesterinspiegel wiederhergestellt.
  Es gibt also kein wirklich schlechtes, ungesundes Cholesterin.
- Wer zu hohe Cholesterinwerte hat, sollte weitgehend auf tierische Fette verzichten und möglichst auf eine vegetarische Ernährung umstellen. Gemüse und Tofu-Produkte enthalten viel biologisch verwertbares Cholesterin, wie übrigens auch Meeresfisch.

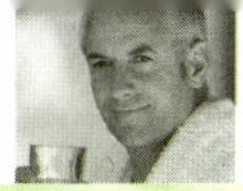

Organismus sämtliche Stoffwechselreaktionen vorbereiten. Deshalb werden sie aus dem Darm quasi im Eiltempo über das Labyrinth der Blutgefäße zu den rund 70 Billionen Körperzellen versandt. Dort angelangt, warten sie dann zum Beispiel auf Spurenelemente, mit denen zusammen sie quicklebendige Coenzyme bilden, die als Mikromotoren den Stoffwechsel in Schwung bringen. Ohne die Verbindung mit Vitaminen sind Mineralstoffe nur toter Kalk, Eisen oder Schwefel.

Die einzelnen Vitamine erfüllen unterschiedliche Aufgaben in unserem Körper, ihr gemeinsamer Auftrag gilt unserem Immunsystem und unserer Gesundheit. Die potenten kleinen Stoffwechsel-Heinzelmännchen sind insbesondere in den Lebensmitteln des Super-12-Programms kompakt konzentriert.

Die fettlöslichen Vitamine

Über Vitamine können wir praktisch an jeder Ecke etwas lesen, aber angesichts ihrer großen Bedeutung kann man gar nicht genug über sie sagen. Deshalb schauen wir uns hier noch einmal die wichtigsten an.

Vitamin A: Wichtigster Immunschutz für unsere empfindlichen Schleimhäute. Das Vitamin kräftigt Haut, Knochen und Zähne und ist unerläßlicher Bestandteil des Sehpurpurs in gesunden Augen. Vitamin A ist reich in Seefisch enthalten, unser Stoffwechsel stellt das Vitamin aber vorwiegend aus Karotenen her, die in allen roten, dunkelgrünen, gelben, orangefarbenen und blauen Obst- und Gemüsesorten enthalten sind.

Vitamin D: Wunderwaffe der Natur, mehr Hormon als Vitamin. Die

GUT ZU WISSEN

Ungefähr ab dem 30. Lebensjahr braucht unser Körper zunehmend weniger Kalorien, der Bedarf an Nährstoffen und Vitaminen jedoch sinkt keinesfalls. Deshalb wird die richtige Ernährung mit jedem Lebensjahr wichtiger. Ein Grund mehr, gleich mit dem Super-12-Programm zu starten.

Moleküle werden in cholesterinhaltigen Hautzellen durch Photonen stimuliert, die von der 150 Millionen Kilometer entfernten Sonne zu uns kommen. Über das Blut erreichen sie die Zellen, schlüpfen durch die Schutzhülle und gleich noch durch die innere Schutzmembran des Zellkerns, aus dem heraus sie genetische Vitalimpulse aktivieren. Besonders reich enthalten ist das Vitamin in Meeresfischen und Eiern.

Vitamin E: Schützt die empfindlichen Fettsäuren in Pflanzen, ist demnach in allen fettreichen Pflanzen enthalten (Oliven, Avocado, Mais, Bohnen, Soja- und Tofuprodukten) sowie in Pflanzenölen. Es ist wichtig für die Energiegewinnung der Zellen, für die Augen und für eine schöne Haut. Chronische Müdigkeit ist oft Folge eines Vitamin-E-Mangels.

Vitamin K: Unerläßlich für die Blutgerinnung, schlechtheilende Wunden können auf ein entsprechendes Defizit hinweisen. Das Vitamin ist auch maßgeblich beim Einbau von Kalzium in Knochen beteiligt, dabei wirkt es eng mit dem Vitamin D zusammen. Enthalten ist Vitamin K in dunkelgrünem Blattgemüse und Salat, sowie in allen Kohlarten, in Gurken, Zucchini und Tomaten.

Die wasserlöslichen Vitamine

Vitamin B1 (Thiamin): Power-Futter für die Nerven, hilft dynamisch beim Kohlenhydratstoffwechsel mit. Mentale Fitneß, Nervenstärke, gute Laune, aber auch gutfunktionierende Muskeln sind von ausreichend Vitamin B1 abhängig. Reich enthalten ist es in Nüssen, Samen, Kernen (bester Nerven-Snack!), sowie in Vollkornprodukten, Naturreis, Buchweizen, grünen Erbsen und Kartoffeln.

Vitamin B2 (Riboflavin): Gerötete Augen, Risse in den Mundwinkeln, Hautschuppen, Haarausfall und Konzentrationsschwäche können mögliche Symptome eines Mangels sein. Ohne Riboflavin vermögen wir weder Kohlenhydrate noch Fett oder Eiweiß im Stoffwechsel zu verwerten. Das Vitamin ist hoch konzentriert in Hering, Lachs, Joghurt, Nüssen, Bohnen, Soja- und Tofuprodukten, Getreide, Eiern, Käse und Leber.

Vitamin B3 (Niacin): Energiemotor für unsere Zellen, es sorgt für ausreichende Zellatmung, Kohlen-

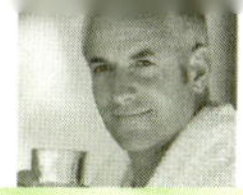

GUT ZU WISSEN

Auch wenn unser Super-12-Programm vorwiegend auf pflanzliche Lebensmittel baut, verzichtet es aus gutem Grund nicht auf tierische Produkte. Entwicklungsgeschichtlich gesehen, haben sich Menschen stets von Pflanzen und Tieren ernährt – eine Mischkost, die uns die Ernährungswissenschaft noch heute empfiehlt.

hydrat-, Eiweiß- und Fettstoffwechsel, Schlaf und gute Laune, für die Produktion von Magensäure, auch ist es wichtig für die Cholesterin-Balance. Ein sehr vielseitiges Vitamin also, das in Thunfisch, Lachs, Lamm, Leber, Soja- und Tofuprodukten, Erdnüssen, Pilzen und Vollkornprodukten enthalten ist.

Vitamin B5 (Pantothensäure): Unser Schönheits- und Verjüngungsrohstoff, Bestandteil des Coenzyms A, das in allen unseren Körperzellen das Energiefeuer entfacht. Vitamin B5 wirkt entzündungshemmend, steigert die Konzentrationsfähigkeit, wirkt gegen Haarausfall, vorzeitig ergrautes Haar, Sehbeschwerden und Gelenkschmerzen. Reich enthalten in Leber, Hering, Makrele, Vollkornprodukten, allen Kernen, in Käse, Krabben und Vollmilch.

Vitamin B_6 (Pyridoxin): Zählt neben Vitamin C und Glukose zu den bedeutenden Basisnährstoffen unserer Gesundheit. Ohne B_6 sind wir müde, verzagt, lustlos, leiden unter Kreislaufstörungen, Taubheitsgefühl in Armen und Beinen, an Muskelschwäche und Nervosität. Frauen sind oft besonders betroffen, die Regeltage fressen regelrecht das kostbare Vitamin aus Blut und Gewebe. Reich konzentriert ist Vitamin B_6 in Soja- und Tofuprodukten, Avocado, Seefisch, Nüssen, Kernen, Vollkornprodukten, Bananen und Spinat.

Folsäure: Bildet zusammen mit den Vitaminen B_6 und B_{12} eine Familie, welche die Körperzellen aus dem Zellkern heraus verjüngt. Wichtig für die Blutbildung und für die komplette Eiweiß-, Fett- und Kohlenhydratverwertung. Folsäure ist Nervenfutter, macht Muskeln und Herz stark und leistungsfähig, stärkt die Sehkraft und hilft bei der Regulierung unseres Wasserhaushalts. Soja- und Tofuprodukte, Nüsse, Kerne, Keime, Seefisch, mageres Muskelfleisch, Avocado und Vollkornprodukte sowie Leber sind besonders reich an Folsäure.

Vitamin B12: Super-Molekül in unserem Stoffwechsel, in der Mitte seiner komplizierten Struktur steckt auf geheimnisvolle Weise ein einsames Kobalt-Atom – die einzige biologische Form, in der dieses rare Spurenelement vorkommt. B12 ist unerläßlich für Energiestoffwechsel, eine gute Stimmungslage, Knochenbau, die Produktion roter Blutkörperchen, die Verjüngung unserer Körperzellen. In unserem ganzen Leben benötigen wir davon nicht mehr als ein Linsenkorn wiegt. Bei gesunder Ernährung mit den Super-12-Lebensmitteln stellt unsere Darmflora das Vitamin in ausreichender Menge her. Enthalten ist es außerdem in Eiern, Meeresfisch, Aal, Leber und Milch.

Biotin: Kostbarer Rohstoff für jugendliche Haut und fülliges, farbkräftiges Haar. Das Faszinierende an diesem Biostoff ist, daß er den wichtigen Schwefel in die Hautzellen trägt. Diese können damit ihre Zellwände abdichten, bleiben üppig mit Wasser gefüllt und trocknen nicht aus. Ähnlich wie Vitamin B12 stellt unsere Darmflora bei gesunder Kost viel Biotin her. Viel von diesem Schönheitsstoff ist außerdem in Tofu-Produkten, in Eiern, Nüssen, Pilzen, Meeresfisch, Naturreis und in Vollkornprodukten enthalten.

Vitamin C: Es gehört zu den wasser-

GUT ZU WISSEN

Durchschnittlicher Vitamin-C-Gehalt in 100g rohem Nahrungsmittel:

Nahrungsmittel	Gehalt
Hagebutten	1250 mg
Schwarze Johannisbeeren	189 mg
Petersilie	166 mg
Erdbeeren	62 mg
Zitronen	53 mg
Orangen	50 mg
Tomaten	24 mg
Sauerkraut	20 mg
Kopfsalat	10 mg
Äpfel	4 mg
Kuhmilch	1,6 mg
Käse	1 mg

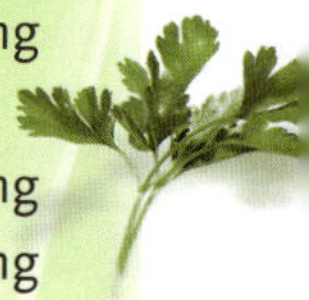

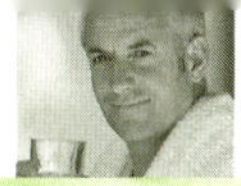

löslichen Vitaminen und ist eines der wichtigsten Vitamine für uns Menschen. Der Tagesbedarf eines Erwachsenen liegt bei etwa 75 Milligramm. Ein Mangel an Vitamin C führt zu Skorbut. Diese Krankheit war früher bei Seefahrern berüchtigt, die sich mit rohen Kartoffeln und Sauerkraut dagegen schützten.

Die ersten Symptome eines Mangels an Vitamin C zeigen sich in starker Müdigkeit, Zahnfleischblutungen und verstärkter Anfälligkeit gegenüber Infektionskrankheiten. Im weiteren Verlauf treten Gelenkentzündungen und Muskelschwund auf. Eine Herzschwäche führt schließlich zum Tod.

GUT ZU WISSEN

Vitamin-C-Verluste beim Zubereiten von Gemüse:

Zubereitungsart	Verlust
Kochen im Wasser	16–26 %
Kochen im Dampf	16–58 %
Hitzebehandlung vor dem Eindosen	48 %
Gefriertrocknung	43 %
Lufttrocknung	50–70 %

Aber auch vor Überdosierungen warnen uns die Ernährungswissenschaftler seit kurzem, da sie herausgefunden haben, daß ein Zuviel an diesem Vitamin – über lange Jahre hinweg in Form von Pillen genossen – das Herzinfarktrisiko erhöhen kann. So gilt auch hier: »Die Dosis macht es!«

Vorkommen:
Besonders rohe Zitrusfrüchte und Beeren enthalten das lebensnotwendige Vitamin in größeren Mengen. Dagegen ist es in Milchprodukten nur in geringen Mengen vorhanden.

Da beim Zubereiten und beim Konservieren von Lebensmitteln ein Teil des Vitamins verlorengeht, sollten Sie schonende Zubereitungsarten anwenden.

Inositol: Gute-Laune-Molekül, das den Vitaminen der B-Gruppe zugerechnet wird. In den Nervenzellen spielt es eine dominierende Rolle als Glücksspender, zudem ist es wichtig für Schlaf und Entspannung, aber auch für Kreislauf, Haarwuchs und Verdauung. Bedeutende Rolle bei der Muskel-

Empfehlungen für eine optimale Ernährung

Energiesubstrat	Tägliche Zufuhr	Enthalten in Nahrungsmittel
Protein	20–25 %	mageres Fleisch, fettarme Milchprodukte
Kohlenhydrate	40–45 %, ballaststoffreich	Vollkornprodukte, Obst, Gemüse, naturbelassene Lebensmittel
Fett	25–30 %, viel ungesättigte FS	mageres Fleisch, fettarme Milchprodukte, Samen, Körner, Öle, ungehärtete Margarine
Alkohol	weniger als 5 %	

reizübertragung und für gesunde Augen. Inositol kann von Angstzuständen befreien, es ist reich in Tofu konzentriert. Das Vitamin wird zu drei Vierteln in unserem Stoffwechsel selbst produziert, durch den Genuß von Koffein im Kaffee aber zerstört.

Cholin: Gewissermaßen das Brudervitamin von Inositol, beide treten häufig gemeinsam auf. Cholin ist Grundsubstanz des sogenannten Neurotransmitters Acetylcholin, der im Gehirn cholinerge Neuronen besetzt und für Konzentration und Denkschärfe sorgt. Erstes Warnsymptom eines Mangels ist demnach Gedächtnisschwäche. Cholin aktiviert auch Neuronen im Vagus-Verdauungsnerv, sorgt also für eine gesunde Nahrungsverwertung. Reich konzentriert in Tofuprodukten. Ideales Nahrungsergänzungsmittel: Soja-Lezithin (Reformhaus).

MINERALIEN – Naturkräfte in unserem Körper

Zu dieser Gruppe von Mineralstoffen zählen sieben Elemente, die in unserem Körper in größeren Mengen vorkommen – ganz im Gegen-

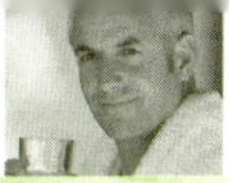

satz zu den Spurenelementen, von denen unsere Zellen in der Regel nur verschwindend geringe Mengen benötigen. Mineralien sind für unsere Gesundheit ebenso unverzichtbar wie zum Beispiel Vitamine oder Eiweiß.

Kalzium: Dieses Mineral spielt gewissermaßen eine Doppelrolle in unserem Körper. Neunundneunzig Prozent stecken in Knochen und Zähnen, das restliche Prozent hingegen hat eine ganz andere, nichtsdestoweniger faszinierende Aufgabe: Es ist unverzichtbar für die Reizüberragung in unseren sensiblen Nervenzellen. Enthalten ist Kalzium in Milch, Joghurt, Käse (ideal: Schafs- oder Ziegenkäse), anderen Milchprodukten sowie sehr reichlich in Kräutern und einigen Gemüsen, wie Kohlrabi, Sellerie und Kohl.

Phosphor: Der zweite wichtige Bestandteil unserer Knochen bildet zusammen mit Kalzium den Skelettzement Hydroxylapatit. Bei Phosphormangel (der eigentlich recht selten ist) werden wir müde und nervös, wir atmen unregelmäßig, bei Kindern kommt es zu Wachstumsstörungen. Reich an Phosphor sind Käse, Hülsenfrüchte, Vollkornprodukte, Eier, mageres Fleisch und Lachs.

Magnesium: Die Keimzelle allen Lebens, ein vielseitiges Mineral. Schon im Blattgrün der Pflanzen, dem Chlorophyll, ist Magnesium an Energieprozessen beteiligt, ebenso wie in unseren Zellen. Das Mineral ist aber auch Bestandteil unserer Knochen und unverzichtbar beim Kohlenhydrat- und Eiweißstoffwechsel, außerdem bei der Übertragung von Nervenreizen und der Produktion von Glückshormonen. Hoch konzentriert kommt es in Nüssen, Samen, Hülsenfrüchten, Bananen, Kartoffeln, Tofu- und Soja-Produkten, Spinat und Seefisch vor.

Natrium: Um einen Mangel an diesem Mineral brauchen wir uns keine Sorgen zu machen, Natrium ist nämlich Hauptbestandteil von Kochsalz, das wir ohnehin zu ausgiebig verwenden. Natrium ist für den Nährstofftransport in unserem Organismus wichtig, zuviel davon aber entzieht den Zellen kostbares Nährwasser. Deshalb Speisen öfter mal mit Kräutern und Gewürzen anstatt mit reichlich Salz schmackhaft machen.

Kalium: Der Gegenspieler des Natriums in unserem Stoffwechsel, päppelt Zellen mit verjüngendem Wasser auf. Weil Obst und Gemüse reich an Kalium sind, sollten diese pflanzlichen Lebensmittel möglichst oft auf den Tisch gelangen. Kalium wirkt nämlich auch entwässernd. Enthalten ist das Mineral hauptsächlich in Avocado, grünem Blattgemüse und Salat, Sellerie, Kohl, Kartoffeln, Spargel, Hülsenfrüchten, Vollkornprodukten und in Bananen.

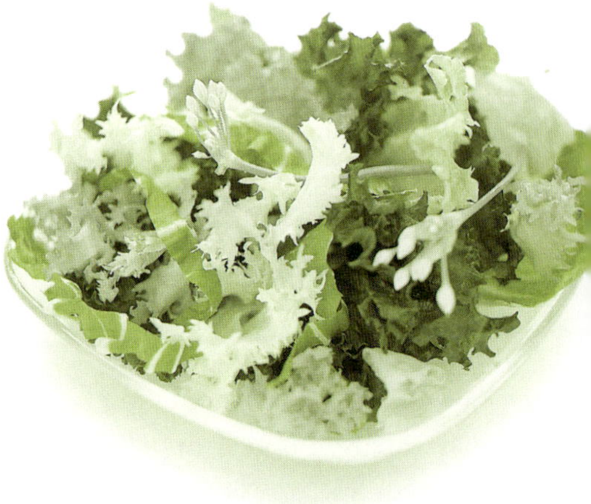

GUT ZU WISSEN

Salzen mit Verstand

Neben Geschmacksverstärkern gibt vor allem eine hohe Menge an Salz Fertigprodukten ihren Geschmack. Wer auf die Vorteile des schnellen Essens bisweilen nicht verzichten kann oder will, sollte auf ungesalzene Tiefkühlware zurückgreifen bzw. auf Fertigprodukte aus dem Bioladen, bei deren Herstellung strenge Richtlinien eingehalten werden müssen. Wer außerdem Meersalz bzw. die teureren Salze der Gourmetküche verwendet, tut sich in jeder Hinsicht einen Gefallen: die Gerichte bekommen ein viel besseres Aroma, und es reicht eine geringere Salzmenge aus.

Schwefel: Der Schönheitsbote in unserem Körper, transportiert Glanz in unser Haar und Geschmeidigkeit in unsere Haut. Schwefel ist aber auch für gesunde Nägel, Bindegewebe, die Produktion von Gute-Laune-Hormonen, für die Durchblutung, die Reparatur und Verjüngung von Zellkernen, für Energieprozesse und gesunde Augen wichtig. Enthalten ist dieses Mineral reichlich in Eiern, Meeresfisch, Käse, Milch und Gemüse.

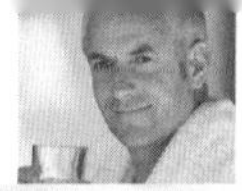

GUT ZU WISSEN

Zwischendurch gesund – geht das?
In einer idealen Welt wäre es wohl kein Problem: Wir würden zu Hause kochen oder uns im Familien- und Freundeskreis gegenseitig mit wunderbar schmeckenden, aus naturbelassenen Lebensmitteln zubereiteten Köstlichkeiten verwöhnen. Leider ist das im realen Leben anders. Die große Stolperfalle heißt da oft der kleine Hunger zwischendurch. Weil wir unterwegs sind, arbeiten müssen, keiner da ist, der mit uns kocht oder ißt. Ganze Generationen von Werbespezialisten leben davon, uns für diesen Moment die allerungesündesten Kreationen der industriellen Lebensmittelproduktion schmackhaft zu machen: Fertigsuppen, Schokoriegel, Chips, Fertigdesserts usw. Doch es gibt auch Alternativen: Oliven und Äpfel aus dem Super-12-Programm sind ideale Snacks für zwischendurch, mit einer Banane stillt sich nicht nur der unmittelbare Hunger auf Süßes, sondern balanciert sich auch unser Kaliumhaushalt aus. Anstatt eines Pfannkuchens zum Kaffee im Büro können Sie es ja mit einem Obstsalat aus dem Feinkostladen Ihres Vertrauens versuchen oder wenigsten Dinkelkekse nehmen. Wer unbedingt vor dem Fernseher knappern muß, sollte anstelle der Chipstüte Gemüseschnitzer mit einem selbstgemachten Joghurtdip bereitstellen. Auch Ihre Geschmacksnerven werden es Ihnen danken.

SPUREN-ELEMENTE – klein, aber fein

Auch diese Kategorie der Nährstoffe zählt zu den Mineralstoffen. Ihre Bezeichnung rührt daher, daß sie nur in winzigen Spuren in unserem Körper angereichert sind. Alle Spurenelemente in unserem Organismus passen auf einen Teelöffel. Trotzdem haben diese Elemente, meist in Verbindung mit

Vitaminen, eine potente Wirkung im Stoffwechsel. Elf Spurenelemente sind für unsere Gesundheit besonders wichtig.

Zink: Ein sehr vielseitiger Biostoff, als Enzymspender beteiligt an der Produktion von jugendlichem Bindegewebe und von Glückshormonen. Unsere Libido und Liebesfähigkeit sind ebenso zinkabhängig wie die Sehkraft unserer Augen oder die Gesundheit von Haut, Haaren und Nägeln. Reich enthalten in Eiern, Vollkornprodukten, Naturreis, Muskelfleisch, Leber und Austern.

Mangan: Unerläßliche kleine Atomhilfe beim Stoffwechsel von Kohlenhydraten, Eiweiß und Fett. Mangan wirkt aktiv bei der Energiegewinnung in Mitochondrien (Zellbrennkammern) mit, bei der Produktion wichtiger Hormone, ist beim Aufbau unserer Knochen und unseres Blutbilds beteiligt, außerdem auch bei der Farbgebung für unser Haar und eine schön gebräunte Haut. Reich enthalten in Nüssen, Kernen, Vollkornprodukten, Naturreis, Hülsenfrüchten, Spinat und Kartoffeln.

Jod: Unsere Schilddrüse saugt Tag und Nacht unermüdlich die winzigen Jod-Teilchen aus dem Blut, die sie für die Produktion ihrer belebenden Hormone benötigt, die zu zwei Dritteln aus diesem raren Spurenelement bestehen. Bei Jodmangel hapert es in unserem Körper an allen Ecken und Enden, chronische Müdigkeit, Übergewicht, nervöse Unruhe, Kältegefühle, Gelenkschmerzen oder Herzklopfen können Warnsymptome sein. Deshalb sollte man in der Küche Jodsalz oder jodiertes Meersalz verwenden.

Chrom: Einer der wichtigsten Nährstoffe für den Kohlenhydratstoffwechsel, spielt bei der Regulation eines gesunden Blutzuckerspiegels eine dominierende Rolle, das Element arbeitet mit Insulin, dem Hormon der Bauchspeicheldrüse, eng beim Einschleusen von Glukose in Körperzellen zusammen. Ohne ausreichend Chrom sind wir abgespannt, schlapp, nervös, gereizt, können schlecht schlafen, sind antriebsarm und leiden unter Konzentrationsschwäche. Enthalten vorwiegend in Vollkornprodukten, Naturreis, Samen, Kernen, Nüssen, Pilzen, Artischocken, Spargel und Fleisch. Chromreiche Nahrungsergänzung ist Bierhefe.

Selen: Schutzengel unserer Körper-

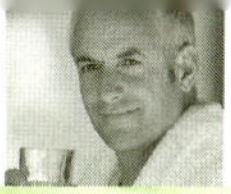

zellen. Als Bestandteil des wichtigen Immunenzyms Glutathion-Peroxidase panzert es unser Gewebe gegen Krankheitserreger, speziell gegen zerstörerische freie Radikale. Selen ist aber auch für unsere Sehschärfe, für jugendlich gesunde Zellen, für Zellatmung, Konzentrationsfähigkeit und schnelle Wundheilung unerläßlich. Reich konzentriert ist das Element in Vollkornprodukten, Naturreis, Pilzen, Spargel, Knoblauch, Eiern, Fisch, magerem Fleisch, Käse und Schalentieren.

Eisen: Was wir nur als totes Metall kennen, erweist sich in unserem Stoffwechsel in ionisierter Form, also mit einer elektrischen Ladung aufgeladenen Atomteilchen, als springlebendiger Motor. Ganz besonders wichtig ist das Element beim Transport des lebenswichtigen Sauerstoffs, außerdem für Zellteilung, Immunsystem, Enzymtätigkeit und vieles mehr.

Enthalten ist Eisen vornehmlich in Samen, Nüssen, Hülsenfrüchten, Vollkornprodukten, Muskelfleisch, Meeresfisch, Kartoffeln und Wurzelgemüse.

Kupfer: Dieses Metall glänzt in nserem Stoffwechsel, es ist für die Produktion von stimmungsaufhellenden Hormonen ebenso wichtig wie für eine hübsch gebräunte Haut, nämlich als Bestandteil des Farbpigments Melanin. Auch Kupfer bekämpft freie Radikale in unserem Organismus, und es ist für ein gesundes Blutbild wichtig. Reich an Kupfer sind Nüsse, Samen, Kakao, Gemüse, Leber, Vollkornprodukte, Naturreis, grünes Blattgemüse, Tomaten, Kartoffeln, Pilze und Fleisch. Idealer kupferreicher Snack: Trockenobst.

Fluoride: Das Element Fluor ist ein giftiges grüngelbes Gas, doch seine Salze, die Fluoride, formen sich mit Kalzium zu einer Substanz, die Knochen und Zähne festigt. Das Spurenelement ist demnach allerbester Freund unseres Skeletts. Weil das Meerwasser hohe Konzentrationen an Fluoriden aufweist, finden sich die höchsten Konzentrationen in Seefisch, Krabben und Algen, aber auch Käse, Fleisch und Tee sind reich an diesem Mineralstoff.

Kobalt: Es bleibt ein Rätsel, was die

Natur vor vielen hundert Millionen Jahren veranlaßt hat, das Kobalt-Atom zum Kern von Vitamin B12 zu machen. Nirgendwo sonst spielt das Element für uns eine Rolle. Wir brauchen im ganzen Leben nicht mehr davon als ein Linsenkorn wiegt. Und doch wirkt es, aus dem Vitamin B12 heraus, so gütig und segensreich auf unsere Zellen. Eine gesunde eiweißreiche Kost versorgt uns ausreichend damit.

Silizium: Nach Sauerstoff ist kein Element in der Natur weiter verbreitet als Silizium. Es ist wichtiger Bestandteil von Bindegewebe und von Gelenkknorpeln. Auch unser Haar und unsere Gefäßwände brauchen den Mineralstoff, um gesund zu bleiben. Silizium beugt einer Arteriosklerose vor und reinigt unsere Gehirnzellen von giftigen Schwermetallen wie Aluminium. Am meisten Silizium ist in vegetarischer Kost enthalten, so zum Beispiel auch in Ballaststoffen.

Boron: Lange Zeit wurde dieses Spurenelement von Wissenschaftlern kaum beachtet – bis sie schließlich herausfanden, daß Boron bei Frauen nach der Menopause Kalzium-Verluste in der Knochenstruktur hemmt, außerdem Östrogen-Werte erhöht und stabilisiert. Ein echtes Verjüngungselement also. Boron kurbelt auch den Hormonstoffwechsel an. Reich an diesem Spurenelement sind Obst, Nüsse, Hülsenfrüchte, Kohlrabi und dunkelgrünes Blattgemüse und Salat, außerdem auch Bier und Wein.

WASSER – unser wichtigster Nährstoff

Neben Eiweiß, Kohlenhydraten, Fett, Vitaminen, Mineralien und Spurenelementen gibt es noch einen siebenten Nährstoff, der für unsere Gesundheit von kaum zu überschätzender Bedeutung ist: das Wasser, der vielleicht wichtigste Botenstoff. Die Erklärung dafür ist ganz einfach:

- Wir Menschen bestehen bis zu zwei Dritteln aus Wasser,
- Unsere Zellen bestehen bis zu drei Vierteln aus Wasser.

Da wird schon klar, daß dieses oft unbeachtete Element des Lebens so unverzichtbar ist für unser Glücks-

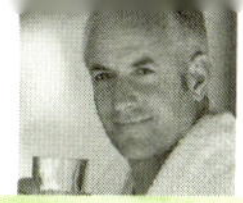

INFO GESUNDHEIT

Normalerweise sind beim gesunden Menschen Zufuhr und Abgabe von Wasser ausgeglichen, und Wasser steht uns ausreichend zur Verfügung. Deshalb treten die oft irreparablen und letztendlich tödlichen Folgen eines Wassermangels hierzulande nur selten auf. Viel häufiger, aber meist unterschätzt werden jedoch die ersten Anzeichen eines Flüssigkeitsmangels: Bereits ein zweiprozentiges Defizit vermindert die Leistungsfähigkeit um bis zu 20 Prozent. Dies macht sich vor allem beim Sport und bei der Arbeit bemerkbar.

empfinden, unsere Vitalität, unsere Daseinsfreude. Die Körperzellen wünschen sich stets ihr optimales Quantum an Nährwasser. Sie bestehen aus Millionen unendlich winzigen Einzelteilen wie Proteinwerkstätten, Energiebrennkammern, Müllentsorgestationen, Enzymfabriken, Kanälchen und Transportwegen, die allesamt in Wasser gebadet und nur durch ein feines Zellgerüst, das sogenannte Retikulum, festgehalten werden. Wenn Wasser fehlt, sinkt gleichzeitig die Leistungsfähigkeit der Zelle. Es kann geschehen, daß wir mit nur einer einzigen ungesunden Mahlzeit unseren Zellen zwanzig oder 30 Prozent ihres Wassers rauben. Dann sinkt ebenfalls, und dies oft innerhalb einer halben Stunde, unser Zellstoffwechsel um dieselbe Quote ab. Als Folge davon reagieren wir mit Müdigkeit, Nervosität und Leistungsschwäche. Bei schon so mancher liebenswürdigen Dame haben die lieben Verwandten angstvoll die ersten Anzeichen von Alzheimer vermutet, dabei handelte es sich um Verwirrtheitszustände, die

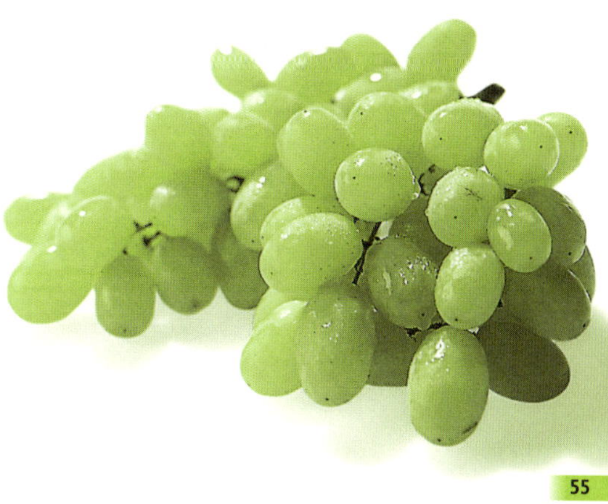

EMPFEHLUNG

Auch ältere und alte Menschen brauchen viel Flüssigkeit, obwohl sie weniger Durst verspüren, sonst trocknen nach und nach Zellen und Gewebe aus. Durstgefühl ist – und das ist unabhängig vom Alter – schon das Signal für einen Wassermangel in den Körperzellen! Also nicht mit dem Trinken warten, bis man durstig wird, sondern die empfohlene Trinkmenge von etwa 2 Litern Flüssigkeit gleichmäßig über den Tag verteilt trinken.

durch ein andauerndes Flüssigkeitsdefizit hervorgerufen wurden und durch bessere Flüssigkeitszufuhr leicht zu kurieren waren.

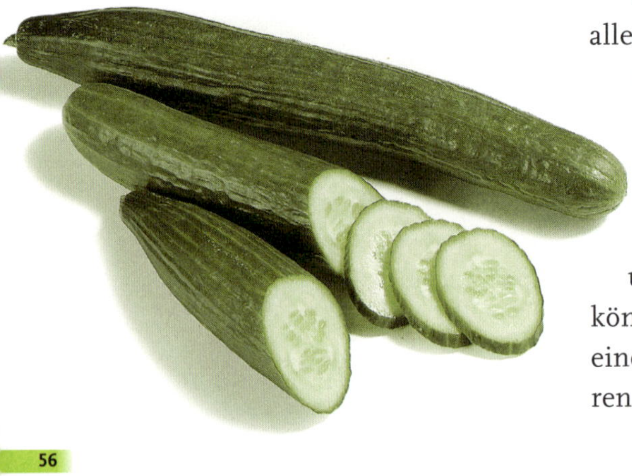

Warum wasserreich essen?

Lediglich viel zu trinken ist allein keine Lösung. Nur zusammen mit der richtigen Ernährungsweise – am besten dem Super-12-Programm – können wir gesund bleiben. Denn ohne die Zufuhr von Nähr- und Mineralstoffen schrillen im Organismus die Alarmglocken, weil die Gefahr besteht, daß die fein abgestimmte Komposition an Nährstoffen und -salzen in den Körperflüssigkeiten in unserem Blut, in der Lymphe usw. aufgelöst wird. Das trifft allerdings in der Regel erst bei extrem hoher Flüssigkeitszufuhr und gleichzeitiger Mangelernährung zu. Oft fällt es uns aber schwer, die von Wissenschaftlern empfohlene, notwendige Flüssigkeitsmenge Tag für Tag zu uns zu nehmen.

Wissenschaftler empfehlen vor allem, wasserreich zu essen. Obst und Gemüse enthalten bis zu 95 Prozent bestes Nährwasser, angereichert mit Vitaminen, Spurenelementen und anderen Biostoffen. Essen und Trinken ist dasselbe – dies könnte man etwa sagen, wenn wir eine saftige Melone verzehren, deren Wasser gerade noch von einem

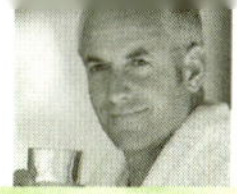

INFO GESUNDHEIT

Kleine Trinkschule

Ein erwachsener Mensch braucht am Tag zwischen 1,5 bis 2 Liter Flüssigkeit. Wer viel schwitzt, sei es der Hitze wegen oder weil er gerade Sport treibt oder körperlich schwer arbeitet, braucht vielleicht auch einmal 3 bis 4 Liter täglich. Und was darf man trinken? Ideal sind Wasser, natriumarmes Mineralwasser, Kräutertees, Obst- und Gemüsesäfte (möglichst aus ungespritzten Früchten selbst gepreßt), Buttermilch, Kefir. Dagegen sollten Sie Kaffee und schwarzen Tee nur in Maßen und am besten ungesüßt konsumieren. Milch ist kein Getränk, sondern ein sehr nährstoffhaltiges Lebensmittel, das zudem von vielen Erwachsenen nicht ohne weiteres vertragen wird.

feinen Fasergerüst festgehalten wird.

Auch Kiwi, Südfrüchte, Äpfel, Beeren, Weintrauben, Tomaten und anderes Gemüse zählen zu den besten Wasserspendern. Die enthaltenen Inhaltsstoffe werden im Dünndarm aus dem Nahrungsbrei erst nach und nach ans Blut und zu den Zellen abgegeben, die deshalb ständig mit ihrer lebensnotwendigen Nährflüssigkeit versorgt sind. So entsteht zwischen Zelle und der sogenannten extrazellulären Flüssigkeit, in der wiederum alle rund 70 Billionen Körperzellen eingebettet sind, ein gesunder Ausgleich, eine lebenswichtige Balance.

Weil in der Natur sämtliche Pflanzen- und Tierzellen natürlich auch einen hohen Wasseranteil aufweisen, ist naturbelassene Kost immer reich an wertvoller Flüssigkeit, ganz egal, was wir davon konsumieren. Ob Kartoffeln, Fisch Avocado, Auberginen, Leber, Bananen oder sogar Nüsse und Kastanien – was immer die Natur hervorbringt, versorgt uns neben anderen Inhaltsstoffen mit reichlich Wasser. Wir Menschen stammen – evolutionsbiologisch gesehen – aus dem Wasser, aus dem Meer.

Wasser ist und bleibt deshalb unverzichtbar für unsere ganzheitliche Gesundheit.

SUPER-12-PROGRAMM

Lebensmittel, die fit, jung & schlank machen

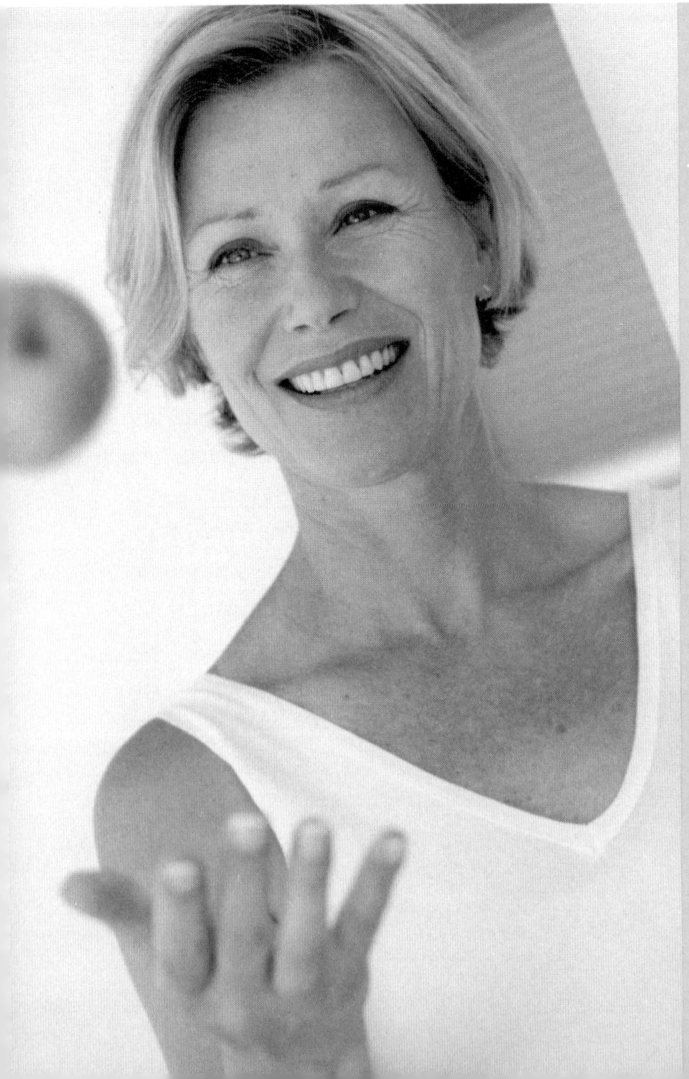

Gib Deinem Körper, was er für einen jugendlichen Stoffwechsel braucht, und Du wirst begeistert sein« – das ist der Leitsatz dieses völlig neuen Gesundheitskonzepts: Mit nur einem Dutzend Lebensmittel verwöhnen wir unsere 70 Billionen Körperzellen mit allen Nährstoffen, die sie für einen gesunden Stoffwechsel benötigen.

>>

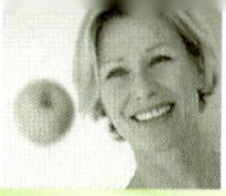

Von Tieren und Pflanzen lernen – so lautet das heimliche Motto des Super-12-Programms, das auf den aktuellen Erkenntnissen der modernen Zell- und Gesundheitsforschung basiert. »Wer mit 50 Jahren aussieht wie 50, ist selbst schuld«, sagen US-Wissenschaftler. »Mit 50 Jahren auszusehen wie 35 ist überhaupt kein Problem.« Die Erklärung für diese verheißungsvolle Aussage liegt darin, daß unsere Körperzellen aufgrund von Streß und Fehlernährung zu schnell altern, während unser genetisches Programm ein langes Leben in jugendlicher mentaler und körperlicher Frische ermöglicht.

Wenn unser Körper alle notwendigen Nährstoffe bekommt, stimmen unsere Verdauung, die Nährstoffverwertung, der Kreislauf, das Blutbild, das Körpergewicht – und wir dürfen uns über ein attraktives Äußeres freuen, über neuen Schwung und mehr Lebensfreude. Die Gene in den Chromosomen halten uns aber nur dann jung, wenn wir unseren Körper mit gesunder Kost verwöhnen.

»Muß es denn wirklich immer ›bio‹ sein?«

Zu den großen, mit fast religiöser Inbrunst ausgetragenen Streitfragen unserer Zeit gehört jene um die Vorteile von aus biologischem Anbau stammenden Produkten. Gerade in Deutschland mit seinen eher niedrigen Lebensmittelpreisen verschlägt es so manchem Verbraucher die Sprache, wenn es an der Bioladenkasse ans Bezahlen geht. Doch sparen wir denn wirklich, wenn wir uns nur beim Discounter von den Sonderangeboten ernähren? Von Fertigprodukten, die voller zweifelhafter Zusätze daherkommen, Billigobst und Gemüsen, die unter Verwendung von chemischen Düngern und Schädlingsbekämpfungsmitteln erzeugt wurden, wäßrigem und farblosem Fleisch aus der Turbomastzucht? Die Erkenntnisse der modernen Wissenschaft beweisen, daß schlechte Ernährung uns krank macht und schneller altern läßt. Das beim Einkaufen gesparte Geld wird man somit in der Apotheke wieder los. Von der eingeschränkten Lebensqualität ganz zu schweigen. Wer dagegen in gutsortierten Lebensmittelgeschäften (sofern es diese noch gibt), im Bioladen oder auf dem Biomarkt oder gar direkt bei den Erzeugern einkauft, kann zumeist davon ausgehen, gesunde und viel schmackhaftere Lebensmittel auf den Tisch zu bringen. Die höheren Preise lassen uns zudem bewußter auswählen. Denn im Zeitalter von Ein- und Zweipersonenhaushalten ist die Vorratshaltung vergangener Zeiten sowieso überholt, mit der Folge, daß wir ständig zuviel gekaufte Lebensmittel wegwerfen müssen – und damit ja auch das Geld, das dafür bezahlt wurde.

Es muß nicht immer »bio« sein, aber letztendlich kommt man mit teureren und hochwertigen Lebensmitteln billiger weg. Wenn Sie nun die folgenden Kapitel über unsere Super 12 lesen, dann denken Sie bitte daran, daß die Qualität der einzelnen Lebensmittel für ihre gesunderhaltende Wirkung von entscheidender Bedeutung ist. Der Weg in den Naturkostladen kann sich also lohnen.

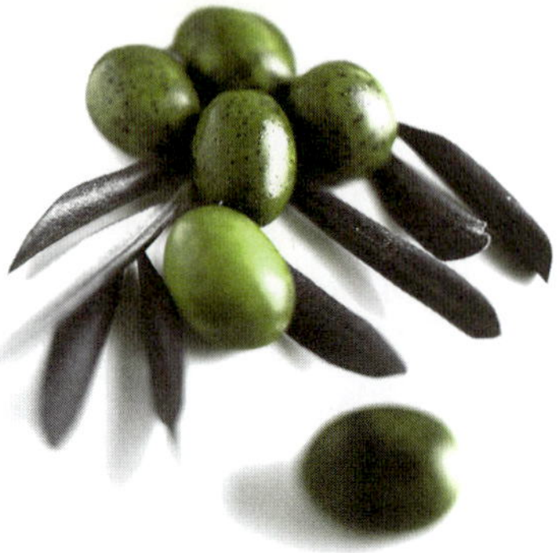

1) OLIVEN – Wunder der Natur

Während diese südliche Steinfrucht heranreift, synthetisieren ihre kleinen, fleißigen Zellen aus Sauerstoff, Wasserstoff und Kohlenstoff einen unermeßlichen Reichtum an kostbaren Fettsäuren und auch an anderen wertvollen Nährstoffen. So richtig stolz präsentiert sie schließlich ihr üppiges Paket auch an anderen Nährstoffen: Vitamine, Spurenelemente, Kohlenhydrate, Eiweiß.

Oliven sind ein Wunder und ein persönliches Geschenk der Natur an uns Menschen. Sie enthalten praktisch alle essentiellen, daß heißt notwendigen Omega-3-Fettsäuren und zudem andere Lipide, ohne die es schließlich keine Lebewesen gäbe, dementsprechend auch uns nicht.

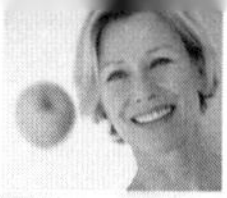

GUT ZU WISSEN

Eine uralte Kunst – Wie man Olivenöl gewinnt

Die Olivenernte ist trotz zahlreicher Versuche, mechanisierte Erntemethoden zu entwickeln, im Fall der Qualitätsöle immer noch Handarbeit, die ungefähr die Hälfte der Produktionskosten ausmacht. Die geernteten Oliven werden samt der Kerne zu einer Paste zermahlen. Je nach Art des Mahlen folgt danach noch ein Zwischenschritt, um die Ölmoleküle in größere Tröpfchen zu binden. Anschließend wird die Paste ausgepreßt – das geht heutzutage meist hydraulisch vonstatten. Der so gewonnene Extrakt ist eine Mischung von Öl, Wasser und Schwebstoffen. Wasser und Schwebstoffe verderben das Öl. Deshalb wird das Öl anschließend mit einer Zentrifuge gereinigt. Danach läßt man es eine Weile stehen, damit es sich »sammeln« kann, bevor es in Flaschen oder Lagerbehältnisse abgefüllt wird.

Der Geschmack des Öls ist abhängig von der Sorte und dem Reifegrad der Oliven zum Zeitpunkt der Ernte. Oliven reifen im Herbst und Winter. Die von Ende Oktober bis Anfang Dezember gepflückten Oliven ergeben ein kräftigeres, fruchtigeres, leicht grünes Öl, oft mit einem pfefferartigen Nachgeschmack. Später geerntete Oliven ergeben milde Öle mit ziemlich einheitlichem Geschmack. Im allgemeinen werden die besten Öle aus Oliven hergestellt, die zu ein bis zwei Dritteln schwarz sind, das ist zwischen Mitte November und Anfang Dezember der Fall.

Die Wirkstoffe

Ihr Ölreichtum macht die Olive besonders wertvoll, ganz speziell die biologisch mannigfache Mischung unterschiedlicher Fettsäuren. Die Frucht besteht zu etwa einem Viertel aus reinem Öl, fast drei Viertel des Kalorienbrennwerts stammen aus diesen hochwertigen Fettsäuren. Dies bedeutet, daß Oliven sättigen – sie sind ein idealer Snack gegen den kleinen Hunger.

GUT ZU WISSEN

Olivenölkategorien

Laut EU-Norm werden neun Olivenölkategorien unterschieden. Wertvoll für unsere Ernährung sind dabei die Kategorien 1 bis 3: Natives Olivenöl Extra, Natives Olivenöl und Gewöhnliches Natives Olivenöl. Nur diese drei Öltypen werden ausschließlich kalt gepreßt und ohne übermäßige Temperatureinwirkung hergestellt!

Auch das Olivenöl der Kategorie 4 (Lampantöl) ist ein natives Olivenöl, das aber zum Verzehr nicht mehr geeignet ist, sondern der Raffination zugeführt wird. Daraus wird das Olivenöl der Kategorie 5 (Raffiniertes Olivenöl) gewonnen, das als Vollraffinat keinen typischen Olivenölgeschmack mehr aufweist. Die Kategorie 6 umfaßt nun das sogenannte Olivenöl. Hierbei handelt es sich um beliebige Mischungen aus raffiniertem Olivenöl der Kategorie 5 mit nativem Öl der Kategorie 1, 2 oder 3. Das Mischungsverhältnis ist allerdings nicht vorgeschrieben, so daß ein Olivenöl aus 1 Prozent nativem und 99 Prozent raffiniertem Olivenöl und umgekehrt bestehen kann. Auch das Rohe Oliventresteröl der Kategorie 7 ist nicht zum Verzehr geeignet, sondern wird durch Raffination zum Raffinierten Oliventresteröl (Kategorie 8). Da auch dieses Öl nicht mehr nach Olivenöl schmeckt, wird es wiederum mit beliebigen Anteilen von Nativem Olivenöl der Kategorie 1, 2 oder 3 zum Oliventresteröl (Kategorie 9) gemischt.

Weil Pflanzen neben ihren Lipiden auch gleichzeitig viel Vitamin E als Immunschutz für ihre verletzlichen Fettsäuren synthetisieren, ist jede Olive quasi auch ein Medikament aus der wundervollen Apotheke der Natur. Nur sechs Oliven pro Tag versorgen uns mit diesem unverzichtbaren Schutzvitamin ebenso wie mit den für unsere mentale und körperliche Fitneß wichtigen Fettsäuren.

Gesunde Oliven

Oliven und kalt gepreßtes Olivenöl spenden uns ein Fünftel an gesät-

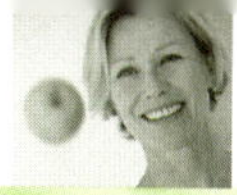

tigten – aber vier Fünftel an erlesenen ungesättigten Fettsäuren. Zehn Prozent davon sind essentielle Fettsäuren, die unser Stoffwechsel nicht selbst herstellen kann, die wir unbedingt mit der Nahrung zu uns nehmen müssen, um gesund und lebensfähig zu bleiben. Genau diese Fettsäuren machen Oliven für uns so kostbar. Viele Menschen sind nur deshalb ständig müde, haben Übergewicht oder leiden an Beschwerden oder Krankheiten, weil ihnen diese ungesättigten Fettsäuren fehlen.

Diese Lipide sind nämlich Bestandteil der Schutzmembranen aller unserer Körperzellen, sie sind auch im Innern unserer Zellen unverzichtbar für den Aufbau der Zellkerne oder der Mitochondrien, der nur bakteriengroßen Brennkammern, in denen Glukose und Fett zu Energie verbrannt wird. Ganz klar, daß unser Stoffwechselmotor nur mit gedrosselter Kraft laufen kann und deshalb ständig stottert, wenn unsere Nahrung keine solchen kostbaren Fettstoffe enthält.

Diese sind auch ganz besonders wichtig für die körpereigene Synthese sogenannter Prostaglandine, Gewebshormone, die für Schmerzempfindung, Entzündungen, Schwellungen, Allergien oder Juckreiz verantwortlich sind, also für körpereigene Abwehrmaßnahmen und Reaktionen auf äußere Einflüsse. Je nachdem, welche Fettsäuren dem Stoffwechsel als Rohstoffe für derlei Hormone zur Verfügung

INFO GESUNDHEIT

Heilmittel Oliven

- Die kleinen ölhaltigen Früchte lindern rheumatische Beschwerden.
- Sie stimulieren fettschmelzende Prozesse, senken die Cholesterin- und Blutfettwerte.
- Sie kräftigen das Immunsystem.
- Sie wirken verjüngend, indem sie bei der Regeneration von Zellen mitwirken.
- Sie aktivieren die Produktion von Hormonen und Gute-Laune-Stoffen.
- Sie bringen Herz und Kreislauf in Schwung.

stehen, entstehen unterschiedliche Prostaglandin-Typen. Wer sich beispielsweise hauptsächlich von Wurst und Fleisch ernährt, füttert seine Gewebshormon-Produktion vorwiegend mit der sogenannten Arachidonsäure. Aus ihr entsteht der Prostaglandin-Typ 2, der zu heftigeren Symptomen wie Kopfschmerzen oder Rheuma führt. Der aus den Oliven-Fettsäuren gewonnene Prostaglandin-Typ 1 hingegen wirkt eher lindernd und heilend auf Allergien, Rötungen, Schwellungen oder Schmerzen.

Oliven als Nahrungsmittel
Im Handel gibt es sowohl grüne als auch dunkelbraune oder schwarze Speiseoliven, teilweise in Öl oder Salzlake eingelegt und in unterschiedlicher Größe, entkernt oder mit Kern. Sie eignen sich hervorragend als Geschmacksspender in Salat, Rohkost und Gemüse, als Beigabe zu Käse, Fisch oder Fleisch, können aber ebenso gut auch roh gegessen werden. Die kleinen Früchte, die vorwiegend aus der Toskana, aus Griechenland oder Nordafrika stammen, lassen sich auch gut zu einem schmackhaften Mus, zum Beispiel als Brotaufstrich, zerquetschen.

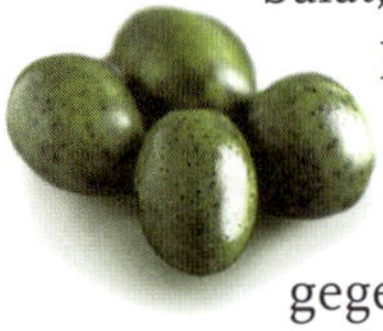

Oliven sollten, im Topf oder in der Pfanne, nicht zu stark und gleichzeitig zu lange erhitzt werden, weil sonst die empfindlichen ungesättigten Fettsäuren durch freie Radikale schnell zerstört werden, ebenso wie das reichlich enthaltene Vitamin E. Oliven bzw. Olivenöl enthalten besonders viel einfach ungesättigte Fettsäuren, haben nicht zuletzt deshalb einen hohen Rauchpunkt. Dies macht sie für kurzes Braten oder Grillen geeignet. Allzu lange sollten die Steinfrüchte nicht gelagert werden, auch nicht im Kühlschrank, weil

EMPFEHLUNG

Täglich sechs Oliven essen
Nun ist der Olivengeschmack nicht jedermanns Sache. Es gibt demnach scheinbar nur zwei Sorten von Menschen: Olivensüchtige und Olivenfeinde.
Aber letztere können sich ja mit dem konsequenten Einsatz von hochwertigem Olivenöl behelfen, die Liebhaber machen es sicher sowieso.

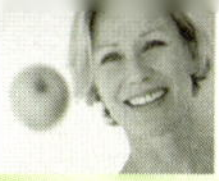

sie leicht zu schimmeln beginnen. Empfehlenswert ist es, stets nur so viele Oliven einzukaufen und daheim zu lagern, wie man binnen kurzer Frist auch verbrauchen kann.

2) AVOCADO – Das Gesundheitspaket

Diese üppige dunkelgrüne Süd- und Steinfrucht ist so eine Art Kombi-Nährstoff-Präparat mit Schale, das schnell zur Lieblingsspeise unserer Nerven- und Körperzellen werden könnte. Wenn wir nur einmal die Currywurst mit Pommes weglassen und durch eine Avocado ersetzen, kommt es schon 35 Minuten später zu einem vitalen

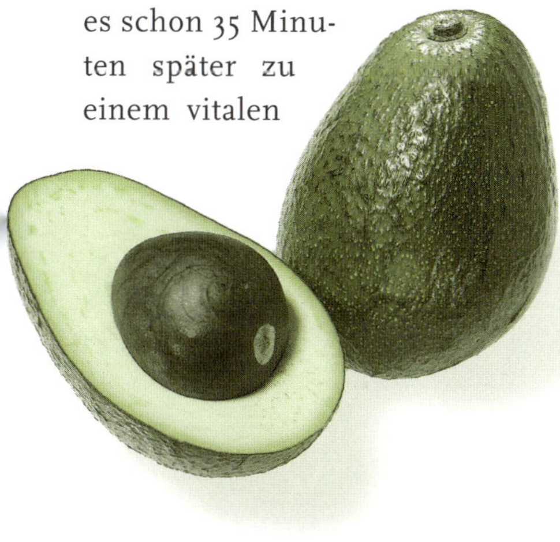

Energieschub ins Gewebe. Fettzellen im Bauch- und Hüftspeck öffnen sich, um ihren Inhalt zur Verbrennung freizusetzen. Die Avocado ist ein wahres Allround-Talent unter den Glücks- und Gesundheitsspendern der Natur.

Die Wirkstoffe

Kaum ein anderes Naturprodukt vereint einen solchen Reichtum an ausgewogenen Biostoffen wie die Avocado. Viele Obst- und Gemüsesorten sind entweder besonders reich an Vitaminen, an Fettsäuren (siehe Oliven) oder an Kohlenhydraten. Die Avocado aber bietet uns alles zusammen. Sie weist den quantitativ höchsten natürlichen Fettgehalt aller Früchte auf, bis zu 12 oder gar 15 Prozent. Und dabei handelt es sich beileibe nicht um das gesundheitlich bedenkliche gesättigte Fett, sondern um potente ungesättigte Fettsäuren. Außerdem enthält die aus Mittelamerika stammende Baumfrucht eine einzigartige Kohlenhydratform: Mannoheptulose, welche sättigt, den Zellen ihre wichtige Glukose spendet, ohne den Insulin-Spiegel be-

GUT ZU WISSEN

Die Herausforderung, Avocados zu kaufen und richtig zu lagern

Der Einkauf einer Avocado kann für einen Anfänger durchaus zu Entäuschungen führen. Entweder sind die gekauften Früchte noch zu hart – dann schmecken sie nach Gummi, oder sie fühlen sich zwar von außen weich an, doch im Innern haben sich bereits die eher ekeligen Fruchtfäden der Überreife gebildet, und das Fleisch ist voller brauner Stellen. Und manchmal gehen sie scheinbar nahtlos vom Zustand der Unreife in den der Fäulnis über. Als Frucht der Tropen und Subtropen gelangen hierzulande nur unreif geerntete Exemplare in den Handel. Am besten eine noch unreife, also harte Avocado mit unbeschädigter Schale kaufen – einige Tage vor dem Verzehr – und bei Zimmertemperatur und in Zeitungspapier eingeschlagen drei bis sieben Tage lang nachreifen lassen. Auch die Lagerung in der Nähe eines Apfels beschleunigt die Reifung. Reif geben sie auf Daumendruck leicht nach, ohne sich richtig weich anzufühlen. Danach kann man sie – angeschnittene Früchte in Frischhaltefolie verpackt – im Gemüsefach des Kühlschranks zwei bis drei Tage aufbewahren. Avocadopüree kann auch tiefgefroren werden und hält dann 4–6 Monate. Dafür wird das Fruchtfleisch mit etwas Zitronensaft püriert und dann in Tiefkühlgefäßen oder -beuteln eingefroren.

sonders anzuheben. Darüber hinaus enthält jede Avocado 22 wertvolle Mineralstoffe, reichlich von unserem Körper leicht verwertbares Eiweiß und nicht zuletzt Wasser.

Gesunde Avocado: Wer unter Übergewicht leidet, vielleicht auch noch verbunden mit Herz-Kreislaufproblemen, sollte öfter einmal eine Avocado in den Einkaufswagen legen. Das Abnehmen ist oft deshalb so schwierig, weil die Insulin-Werte der betreffenden Person so hoch sind. Immer wenn wir Kohlenhydrate oder Süßes essen, schüttet die Bauchspeicheldrüse ihr Hormon Insulin aus, das die abgebaute Glukose in Zellen einschleust. In dieser Zeit ist ein Fettabbau nicht möglich, denn Insulin ist ein anaboles Hormon, das auch Fett in Fettzellen einbaut. Diese Zellen geben ihren Inhalt nicht preis, solange Insulinwerte im Blut erhöht sind. Das Dilemma: Bei den meisten dauerhaft Übergewichtigen und Dicken sind diese Konzentrationen krankhaft erhöht und entgleist. Wissenschaftler sprechen von einer Insulin-Resistenz: Die Fettzellen sind und bleiben zugesperrt wie Banktresore.

Genau hier hilft die Avocado. Sie spendet reichlich sättigende Kohlenhydrate, welche die Zellen mit Glukose füttert – und zwar ohne die Insulinwerte bedrohlich anzuheben. So liefert die Avocado den nötigen Blutzucker für unsere Nerven- und Gehirnzellen und außerdem auch gleich die ungesättigten und essentiellen Fettsäuren für den Aufbau ihrer sogenannten Myelin-Schutzschicht. Beste Nerven-Powernahrung also. Wer oft nervös, verzagt, zerfahren, pessimistisch oder auch ängstlich ist, dem reicht Dr. Natur liebevoll sein vielleicht edelstes Produkt: die Avocado.

Die Avocado ist wirklich ein Al-

INFO GESUNDHEIT

Heilmittel Avocado

Warum denn immer gleich in die Apotheke eilen ... »Nimm mich!« scheint uns die Avocado zuzurufen, wenn wir chronisch müde sind, uns nichts merken können, wenn uns alles um uns herum nervös macht:

- Die Südfrucht hilft vor allem beim raschen Schlankwerden, macht kurzen Prozeß mit häßlichen Schwabbelpfunden an Hüften, Po und Oberschenkeln.
- Avocados stimulieren die Produktion roter Blutkörperchen und die Produktion von Magensäure für eine optimale Eiweißverwertung und einen erfrischenden Protein-Schub ins Gewebe.
- Außerdem bauen die üppigen Früchte die störenden Wasseransammlungen an Händen, unter den Augen und an den Knöcheln ab.
- Avocado wirkt auch gegen zyklisch bedingte Frauenleiden wie PMS (Prämenstruelles Syndrom) oder Menstruationsbeschwerden.

EMPFEHLUNG

Zweimal pro Woche eine Avocado auf den Tisch

Der Klassiker hört auf den klangvollen Namen Guacamole und stammt aus der Urheimat der Avocado – Mexiko. Man könnte allerdings auch behaupten, daß er für das Super-12-Programm erfunden wurde. Vereint er doch gleich drei der supergesunden Ernährungswunder: Avocado, Tomate, Zitrone. Die Avacado wird dazu mit etwas Salz, reichlich Zitronensaft und einer Knoblauchzehe püriert. Anschließend wird eine in sehr kleine Stücke geschnittene Tomate untergemischt. Wer es mag, gibt noch kleingehackte, frische Korianderblätter hinzu. Die Crème sollte frisch verzehrt werden und schmeckt zu fast jedem Gericht. Zusammen mit einer Backofenkartoffel oder frischem Dinkelbrot ergibt sie eine wunderbare Mahlzeit.

leskönner. Sie schenkt uns Jugend pur, so zum Beispiel durchschnittlich etwa 100 Gramm kaliumreiches Wasser, das 70 Billionen Körperzellen mit verjüngender Nährflüssigkeit aufpumpt, den Stoffwechsel jubeln läßt. Gleichzeitig wirkt sie entwässernd, scheidet Schlacken, Säuren und überschüssiges Wasser aus Bindegewebe und der sogenannten extrazellulären Flüssigkeit aus. Nicht zuletzt liefert uns diese erstaunliche Frucht fast alle nötigen Vitamine und Mineralien sowie viel natürliches Lezithin für innere Ruhe und harmonische Gelassenheit.

Avocados als Nahrungsmittel

Avocados eignen sich hervorragend für Salate und Rohkost, als Zutat in eine morgendliche Obstschüssel oder zum scheibchenweisen Garnieren von Fleisch oder Fischgerichten. Man kann sie aber auch ganz einfach aufschneiden, den dicken Kern entfernen, das herrliche Fruchtfleisch herausschälen und auf dem Teller mit der Gabel zerquetschen. Mit Salz und Pfeffer würzen. Um einer Zerstörung und dunklen Verfärbung durch freie Radikale vorzubeugen, am besten Zitronensaft darüber träufeln. Eingefleischte Avocado-Fans löffeln das Fruchtfleisch ohne irgendwel-

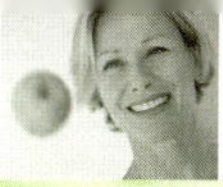

GUT ZU WISSEN

Was steckt im Tomatenketchup?

Die in den Tomaten enthaltenen Lykopene sind auch im Tomatenketchup, Tomatenmark, Dosentomaten oder Tomatensoßen enthalten. Gerade im Winter, wenn es nur Frischware aus dem Treibhaus zu kaufen gibt, greifen wir lieber auf die intensiver schmeckenden Tomatenprodukte zurück. Bloß was steckt im Ketchup? Unter anderem viel Zucker, auf den können selbst Bioproduzenten nicht ganz verzichten. Aber in Bioketchup ist davon wesentlich weniger enthalten – je nach Sorte liegt sein Anteil zwischen 8 und 22 Prozent. Dafür produzieren Bio-Hersteller Ketchup aus qualitativ hochwertigen Öko-Zutaten ohne zusätzliche Bindemittel oder Aromen. Wer also unbedingt Ketchup essen möchte, sollte ihn im Bioladen kaufen.

che Zutaten oder Gewürze aus der biegsamen Schale. Es hat einen wundervollen und einzigartigen Eigengeschmack.

3) TOMATEN – SCHLANKMACHER NR. 1

Das pralle, knallrote, ursprünglich aus Südamerika stammende Fruchtgemüse ist schon eine verlockende Augenweide – und es schmeckt auch noch köstlich aromatisch. Noch vor dem Ersten Weltkrieg eine hierzulande nur selten verwendete Zutat, hat die Tomate einen beispiellosen Siegeszug durch unsere Küchen hinter sich. Ein weiterer unwiderstehlicher Reiz besteht darin, daß man die Tomate im Garten oder auf dem Balkon, ja sogar auf dem Fensterbrett wachsen lassen kann. Sicher werden die wenigsten von uns so ihren Eigenbedarf decken. Aber es gibt nur wenige Tätigkeiten, die unserer Seele in diesen gehetzten Zeiten so gut bekommen, wie ein bißchen herumzugärtnern. Probieren Sie es doch einmal an einem windgeschützten sonnigen Plätzchen aus. Auf unserem Teller sind die Tomaten die besten Schlankmacher der Natur. Sie sättigen, stillen den Durst und lassen sich zu einer Fülle leckerer Gerichte verarbeiten. Einfach so in die Hand genommen und hineingebissen, sind sie eine vorzügliche Zwischenmahlzeit.

Die Wirkstoffe

Auf zwei von ihnen darf die Tomate besonders stolz sein: den extrem hohen Wasseranteil von bis zu 95 Prozent und die außerordentlich hohen Konzentrationen an sogenannten Lykopenen. Dies sind kleine Immunschutzmoleküle, die in unserem Körper am häufigsten vorkommenden Karotene. Aus denen kann unser Stoffwechsel das lebenswichtige Vitamin A gewinnen, das wir täglich für unsere Gesundheit und Jugendlichkeit brauchen, speziell für den Schutz der Schleimhäute. Das Fruchtwasser der Tomate sorgt für einen hohen Sättigungsgrad unserer Körperzellen und bringt schon zwanzig Minuten nach dem Verzehr den Stoffwechsel in Schwung. Reife Tomaten entwickeln das biogene Amin Tyramin, einen Eiweißabbaustoff,

INFO GESUNDHEIT

Heilmittel Tomaten

- Sie beugen Infektionen und Krankheiten vor.
- Sie verbrennen überschüssiges Körperfett und halten schlank.
- Sie stimulieren die Bildung von Anti-Aging- und anderen Hormonen.
- Sie sorgen für einen gesunden Blutzuckerspiegel, wirken auf diese Weise erfrischend auf Nerven und Gehirn.
- Sie helfen mit, daß unsere Haut lange schön und faltenfrei bleibt.
- Sie regenerieren und verjüngen Körperzellen, kräftigen Herz und Kreislauf.
- Sie wirken entwässernd, beugen Ödemen vor und bauen Wasseransammlungen ab.
- Sie sorgen für gesunde Augen, wichtig für alle Menschen, die viel vor dem Bildschirm arbeiten.
- Sie schützen alle unsere Schleimhäute kraftvoll gegen Erkrankungen.

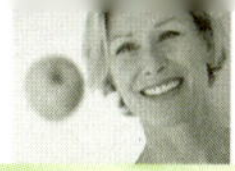

der stimmungsaufhellend wirkt und mithilft, daß unser Blutzuckerspiegel stabil bleibt.

Gesunde Tomaten

Die Natur wünscht sich unter allen Umständen, daß wir Menschen – wie alle anderen Lebewesen auch – schlank sind und es auch bleiben. Nur so kann schließlich kerngesundes Erbgut von Generation zu Generation weitergetragen werden. Deshalb hat die Natur es im Laufe ihrer biologischen Evolution, über viele Millionen Jahre hinweg, so eingerichtet, daß alle pflanzlichen Nahrungsmittel zu unserer Gesundheit beitragen. Die Tomaten sind der beste Fatburner, weil das enthaltene und überaus reich mit Nährstoffen angereicherte Fruchtwasser auf schnellstem Wege aus dem Darm und übers Blut in unsere Körperzellen eingeschleust wird.

Diese wollen stets üppig mit Wasser gefüllt sein, dann nämlich blüht ihr Stoffwechsel auf, sie produzieren viel Zellenergie – und verbrennen zu diesem Zweck neben Glukose auch reichlich Fettmoleküle. Eine einzige Tomate pro Tag stimuliert diese wichtigen sogenannten lipolytischen Prozesse und sorgt so für eine stete Fettschmelze aus den Speckdepots an Bauch und Hüften. Tomatengenuß ist also die beste Schlankheitskur, die es gibt.

Die Lykopene geben der Tomate ihre wunderschöne rote Farbe. Im Fruchtfleisch schützen sie die empfindlichen Zellen gegen freie Radikale, diesen Immuneffekt übertragen sie nach dem Verzehr sofort auch in unser Gewebe. Tomaten panzern die Zellen, beugen auf diese Weise nahezu allen Beschwer-

EMPFEHLUNG

Täglich eine Tomate essen
Wahrscheinlich tun Sie dies ohnehin schon und jedes Kochbuch dieser Welt wird Ihnen neue Inspirationen liefern. Legen Sie sich doch einfach eine Liste von Lieblingsspeisen mit Tomaten an, am besten von solchen, die noch andere Super-12-Lebensmittel enthalten.

den und auch schweren Krankheiten vor. Insbesondere unsere Schleimhautzellen benötigen diesen Schutz, sie sind schließlich tagaus, tagein den Angriffen mikrobiologischer Krankheitserreger ausgesetzt – im Mund-, Nasen- und Rachenraum ebenso wie im Verdauungstrakt, der Blase oder auch im Genitalbereich.

Damit die Tomate ihr Fruchtwasser halten kann und nicht austrocknet, reichert sie in ihrer glänzenden Schale hohe Konzentrationen an kostbaren, ungesättigten Fettsäuren an, die für unsere Nerven, für den Cholesterin-Stoffwechsel, für die Hormonproduktion und viele andere Zwecke wichtig sind. Das Fruchtfleisch der Tomate bietet darüber hinaus ein Gesamtangebot an Vitaminen und Spurenelementen sowie an kerngesunden Kohlenhydraten.

Tomaten als Nahrungsmittel

Kaum ein Gemüse ist in der Küche so vielseitig verwendbar, in Salat, Rohkost, als Kochgemüse oder Beilage, für die Zubereitung von Soßen oder auch als selbst gepreßter gesunder Gemüsesaft. Tomaten aus Treibhaus- oder Freilandanbau sind das ganze Jahr über erhältlich, man sollte sie am besten im Biobzw. Naturkostladen kaufen. Die billige Ware aus der Massenproduktion ist oft mit Gift- und Schadstoffen belastet und schmeckt zudem nur noch wäßrig. Im höchsten Stadium ihrer Reife spenden sie ihren feinsten, süßlichen Geschmack. Danach welken sie rasch, bleiben nur kurz haltbar. Tomaten sind der beste Snack gegen den kleinen Hunger und auch gegen Durst. Sie sollten deshalb daheim stets vorrätig sein.

4) KARTOFFELN – kerngesunde Kohlenhydrate

Die gute, schlichte Kartoffel ist eigentlich aus unserer Küche nicht wegzudenken: Sie versorgt uns traditionell mit fast allem, was wir zum Leben benötigen. Die Rückbesinnung auf den unschätzbaren Wert der heimischen Kartoffel ist der allererste Schritt zu gesunder Kost, die uns leistungsfähig und froh macht. Kaum ein anderes Nahrungsmittel ist bei unseren rund

70 Billionen Körperzellen so uneingeschränkt beliebt wie diese unterirdische Sproßknolle. Leider angeln sich viele lieber hinten an den Tiefkühltruhen die schon fertig zurechtgeschnittenen Pommes, industriell hergestellte Kroketten, Bratkartoffeln oder eines der unzähligen anderen Fertigprodukte auf Kartoffelbasis in den Einkaufswagen, anstatt frische Kartoffeln selber zuzubereiten. Kartoffel ist Kartoffel, sagen Sie? Eben nicht. Diese Fertigprodukte stecken voller ungesunder Fette, Geschmacksverstärker und schmecken alle irgendwie gleich. Sicher macht es Arbeit, Kartoffeln zu schälen und zuzubereiten, aber die Mühe lohnt allemal. Und eigentlich ist es noch besser, Kartoffeln nicht zu schälen, so daß auch den Faulpelzen keine Ausrede mehr bleibt.

Die Wirkstoffe

Die Kartoffel ist der gesunde Sattmacher schlechthin. Das gelblichweiße Innere schenkt uns einen Reichtum an Stärke, die im Dünndarm nach und nach abgebaut wird und den Blutzucker stabil hält.

GUT ZU WISSEN

Wie werden Öko-Kartoffeln angebaut?

Der Anbau von Öko-Kartoffeln ist aufwendiger als in der konventionellen Landwirtschaft, da er ohne chemische Pflanzenschutzmittel und mineralische Dünger auskommen muß. Unkraut muß also durch mehrmaliges Aushacken enfernt werden.

Erlaubt ist die Ausbringung von Stallmist und die Gründüngung. Dazu werden alle fünf bis sieben Jahre Gründüngungspflanzen wie zum Beispiel ein Gemisch aus Gras und Klee eingesät. Der Klee bindet mit Hilfe von Bodenbakterien Stickstoff aus der Luft, der dann im nächsten Jahr den Folgekulturen zur Verfügung steht. Diese sehr aufwendigen Anbaumethoden und die starken Ertragsschwankungen erklären, warum Öko-Kartoffeln wesentlich teurer sind als jene aus konventionellem Anbau. Qualität kostet eben etwas mehr.

INFO GESUNDHEIT

Heilmittel Kartoffeln

- Sorgen für eine gesunde Wasserbalance, regulieren den Wasserhaushalt des Körpers.
- Helfen aktiv bei der Fettschmelze und bei Schlankheitsprozessen.
- Kräftigen Muskeln, Herz, Kreislauf und Bindegewebe.
- Beseitigen Verdauungsbeschwerden wie Blähungen, Darmkollern, Darmträgheit und Durchfall.
- Helfen beim Aufbau jugendlicher Knochen und fester Zähne.
- Bringen den Nährstofftransport in die Zellen in Schwung – und damit den gesamten Stoffwechsel im Körper.
- Helfen bei nervöser Unruhe, Lustlosigkeit, depressiven Verstimmungen, Pessimismus, aktivieren die körpereigene Synthese von Glückshormonen und anderen stimmungsaufhellenden Substanzen.
- Beseitigen chronische Müdigkeit, Konzentrationsschwäche und allgemeinen Leistungsmangel.

Außerdem ist dieses Fruchtfleisch reich an Wasser, das bevorzugt im Innern der stets durstigen Körperzellen landet und dort den Stoffwechsel auf Trab hält. Das besondere Geheimnis der Kartoffel: Ihr Stärkewasser ist reich an Kalium, das gleichzeitig den Wasser-, wie auch den gesamten Nährstofftransport aus dem Blut in die Zellen organisiert.

Der eigentliche Reichtum dieser Knolle liegt in der Schale, die – von B12 abgesehen – sämtliche B-Vitamine enthält, außerdem einen wahren Schatz an Spurenelementen, die gemeinsam daran mitwirken, die Inhaltsstoffe auch gleich im Stoffwechsel zu verarbeiten.

Gesunde Kartoffeln

Unser Verdauungssystem ist ganz auf stärkereiche Nahrungsmittel eingerichtet. Magen und Darmschlauch erwarten ein bestimmtes Volumen an Nahrungsbrei, um optimal arbeiten zu können. Die Kartoffel erfüllt diese Erwartungen, sie enthält gleichzeitig viel Ballaststoffe, die für eine rasche Darmpassage sorgen. Rest- oder Giftstoffe verweilen deshalb nicht lange im Darm, wo sie zu Fäulnis- und Gä-

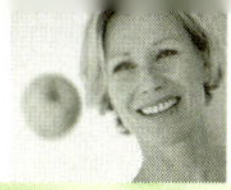

EMPFEHLUNG

Kartoffeln fünfmal pro Woche auf den Speiseplan
Es müssen nicht immer Pellkartoffeln sein. Bereiten Sie doch solche wunderbaren Gerichte wie Backofenkartoffel, Püree, Bratkartoffeln oder Puffer mal mit ungeschälten Kartoffeln zu. Ein wahres Festmahl sind feingewürfelte Kartoffeln, die, nachdem man sie mit Olivenöl, Knoblauch und frischen Kräuter vermischt hat, circa 45 Minuten im Ofen backen. Einfach himmlisch.

rungsprozessen führen könnten. Anstatt wie industriell hergestellte Lebensmittel zu Blähungen, Verstopfung oder Durchfall beizutragen, beseitigen Kartoffeln derlei Verdauungsstörungen. Sie sorgen für eine üppige Darmschleimhaut – allererste Voraussetzung für einen gesunden Organismus.

Kartoffeln entwässern den Körper innerhalb kurzer Zeit, päppeln – ähnlich wie Tomaten – Körperzellen mit nährstoffhaltigem Zellwasser auf. Sie sind ein Garant für einen optimalen Blutzuckerspiegel. Auf den sind Nerven und Gehirn besonders angewiesen, die ausschließlich Blutzucker, die Glukose, als Energienahrung verwerten können. Jede Kartoffel liefert deshalb Nerven-Power pur. Weil die Kartoffelstärke bei nur wenigen Kalorien sättigt, eignet sie sich ideal zum Schlankwerden. Der hohe Anteil an Magnesium, Kalzium und Phosphor sowie Zink macht die Sproßknolle zum besten Freund jugendlich gesunder Knochen, Zähne und Bindegewebe.

Die Kartoffelschale hat die Natur deshalb so reich mit Nährstoffen ausgestattet, damit die Keimknolle auch über ausreichend Biostoffe für ihren eigenen Stoffwechsel verfügt, wenn sie tief im feuchten Erdreich ihre Zellteilungen vorantreibt und heranreift. Dafür benötigt sie die enthaltenen B-Vitamine sowie insbesondere die Spurenelemente Zink, Chrom, Selen, Kupfer und Mangan. Nicht zuletzt sind Kartoffeln reich an Eisen, das für die Sauerstoffversorgung unserer Zellen lebensnotwendig ist, sowie an Kupfer, das sowohl bei der Synthese von Glückshormonen mitwirkt als auch an der Produktion des Farbpigments Melanin für eine hübsch gebräunte Haut und farbkräftiges Haar.

Kartoffeln als Nahrungsmittel

Diesen wahren Schatz unter den Bodenfrüchten sollte man beim Biobauern oder im Naturkostladen kaufen. Dann nämlich kann man sicher sein, daß die kostbare Schale nicht mit Pestiziden und anderen Schadstoffen belastet ist, so daß man sie also mitessen kann. Es ist wirklich ein Jammer, daß Pellkartoffeln traditionell geschält werden und das Wertvollste an der Kartoffel in der Mülltonne landet. Auch wenn Biokartoffeln etwas mehr kosten – der Kauf lohnt sich auf jeden Fall. Unreife Kartoffeln bzw. grüne Teile enthalten das Pflanzengift Solanin, das Beschwerden und Krankheiten verursachen kann, zum Beispiel Darmkoliken, Kopfschmerzen usw. Die entsprechenden Stellen sollten entfernt werden. Kartoffeln lassen sich gut einkellern, doch sollte man dafür spät reifende Sorten verwenden, die weniger von Schimmelpilzen befallen werden.

5) TOFU – Eiweißpower pur

Dieses quarkähnliche Pflanzenprodukt wird aus Soja-Milch hergestellt, die wiederum nach einem bestimmten Verfahren aus verquollenen, vermahlenen und mit Wasser aufgekochten Sojabohnen gewonnen wird. Nach dem Abpressen entsteht ein helles Lebensmittel, das sich trefflich für eine ganze Reihe von Speisen verarbeiten läßt. In asiatischen Ländern zählt Tofu traditionell zu den Basisnahrungsmitteln. Es ist sehr reich an Eiweiß, in einer Kombination von Eiweißbausteinen (Aminosäuren), die derjenigen von Fleisch gleichkommt. Tofu enthält viele Vitamine und Spurenelemente, ist als Alternative zum Fleisch bei Vegetariern und nicht nur solchen beliebt. Aus Tofu lassen sich nämlich fleischähnliche Speisen kochen und braten, wie Schnitzel, Würstchen usw.

Die Wirkstoffe

Die Sojabohne wird einen halben oder ganzen Zentimeter groß, sie ist hell bis rötlich-braun oder nahezu schwarz. Kein anderes Lebensmit-

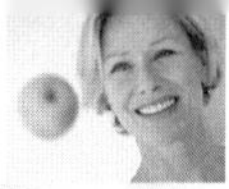

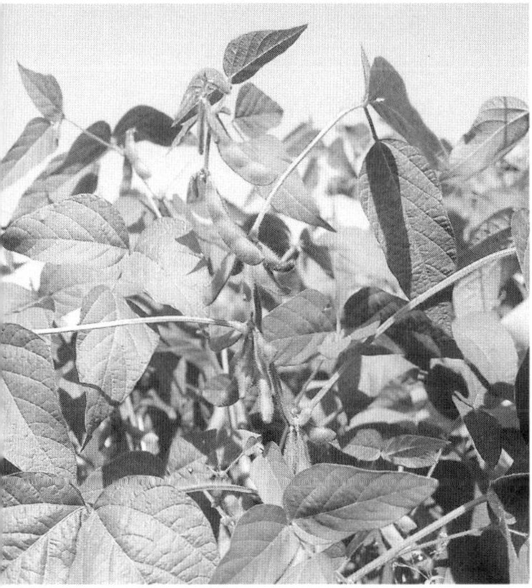

tel schenkt uns ein so komplettes Angebot an Nährstoffen: Etwa 40 Prozent Eiweiß sowie jeweils etwa ein Viertel an hochwertigen Fettsäuren und Kohlenhydraten, dazu einen Reichtum an Mineralien und Vitaminen. Das daraus gewonnene Tofu, speziell das darin enthaltene Eiweiß, ist vor allem leicht verdaulich, führt schon bald nach dem Verzehr zu einem spontanen Protein-Schub ins Gewebe, der belebend wirkt. Tofu ist – nicht anders als zum Beispiel Oliven oder Avocado – ein Nährstoffpaket allererster Güte, enorm reich an B-Vita-

INFO GESUNDHEIT

Heilmittel Tofu

- Kurbelt den Zellstoffwechsel an, wirkt auf diese Weise spontan belebend auf den gesamten Organismus.
- Stimuliert die körpereigene Synthese von Gute-Laune-Hormonen.
- Aktiviert die Ausspreizung neuer Dendriten im Gehirn, Verästelungen von Neuronen, wirkt deshalb mental verjüngend.
- Sorgt für verbesserte Konzentrationsfähigkeit, beugt Gedächtnisschwäche vor.
- Transportiert Spurenelemente ins Gewebe, beugt entsprechenden Mangelerscheinungen vor.
- Der hohe Anteil an Kalzium, Phospor und anderen Knochensubstanzen kräftigt das gesamte Skelett.
- Der hohe Anteil an ungesättigten Fettsäuren in Tofu schützt körpereigenes Cholesterin vor dem Ranzigwerden, stimuliert die Fettschmelze, macht Nerven stark und die Haut schön.

GUT ZU WISSEN

Tofu – ein Produkt alter asiatischer Handwerkstradition

In den asiatischen Ländern finden sich bis heute kleine und mittelständische Tofureien, die täglich frisch für den örtlichen Bedarf besten Tofu produzieren. Tofu wird aus **Sojabohnen** hergestellt. Dazu läßt man die Bohnen quellen und zerquetscht sie danach. Anschließend werden sie mit Wasser gekocht und gefiltert. Die so gewonnene Sojamilch wird mit Bittersalzen (Kalzium- oder Magnesiumsulfat) zum Gerinnen gebracht. Die »Sojaflocken« werden in Formen, meist zu rechteckigen Blöcken, gepreßt. Die Tofuherstellung ist zudem äußerst ergiebig: Während für die »Produktion« von etwa einem Kilogramm Fleisch sieben bis zehn Kilogramm Sojabohnen verfüttert werden, wird für ein Kilogramm Tofu nur etwa ein halbes Kilogramm Sojabohnen benötigt. Die rohen Faserstoffe und andere Bestandteile der Sojabohne, welche Blähungen verursachen, werden durch die Tofuherstellung separiert oder unschädlich gemacht. Das ist auch der Grund, warum selbst weichgekochte ganze Sojabohnen nur zu etwa 70 Prozent verdaulich sind, Tofu aber zu mehr als 90 Prozent.

minen sowie Mineralien und Spurenelementen wie Kalzium, Phosphor, Kalium und Eisen.

Gesundes Tofu

Gleich schon mal vorneweg: Der einzigartige Vorteil von Tofu besteht darin, daß es arm an Kalorien ist. Mit Tofu als pikant gewürztem Schnitzel- oder Gulaschersatz darf man richtig schön schlemmen und nimmt trotzdem ab. Es ist zwar reich an Fett, jedoch an ungesättigten Fettsäuren, die beim Fatburning dynamisch mithelfen, anstatt Triglyzeride in den Hüft- und Bauchspeck einzulagern.

Tofu gibt es in China schon seit mehr als 5000 Jahren. Diesem Grundnahrungsmittel verdanken es Asiaten unter anderem, daß sie ihr Leben lang schlank bleiben. Tofu ist konzentriertes Eiweiß, das von Magen und Darm im Eiltempo

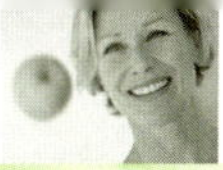

zu Aminosäuren abgebaut wird. Die sind deshalb so wichtig, weil in unserem Stoffwechsel alles durch diese Eiweißbausteine bestimmt und aktiviert wird. In jeder unserer rund 70 Billionen Körperzellen kommt es täglich zu Tausenden oder gar Millionen Eiweißsynthesen, für die das Abbauprodukt der Aminosäuren dringend benötigt wird. Bioverwertbares Eiweiß bedeutet für uns also Gesundheit in seiner reinsten Form.

Mit unseren oft tellergroßen Schnitzeln und Riesengrillwürsten haben wir zwar stets reichlich Eiweiß auf dem Teller. Dies wird aber oft nur ungenügend verdaut und beginnt dann im Darm zu faulen, in der Folge kommt es zu Durchfall, Verstopfung, Blähungen, üblem Stuhlgeruch. Gleichzeitig fehlt den Körperzellen das begehrte Eiweiß. Und noch ein segensreicher Vorteil jeder Tofu-Mahlzeit soll hier nicht unerwähnt bleiben: Für den Transport lebenswichtiger Spurenelemente wie Mangan, Selen, Eisen, Zink, Kupfer usw. ins Gewebe werden im Dünndarm Aminosäuren benötigt, quasi als winzige Eiweißschiffchen. Wenn Fleischeiweiß nur ungenügend zu diesen sogenannten Protein-Transportern abgebaut wird, fehlen diese, als Folge davon werden quantitativ große Mengen an kostbaren Spurenelementen über den Stuhl ausgeschieden.

Unschätzbar an Tofu ist der hoch konzentrierte Anteil an Lezithin, einer fettähnlichen Substanz, deren Wirkstoffe für Nervenreizübertragung, den Aufbau der Zell-

EMPFEHLUNG

Statt Fleisch so oft wie möglich Tofu auf den Tisch
Falls Sie sich zu Anfang nicht so recht herantrauen, probieren Sie doch beim nächsten Mal in einem wirklich guten asiatischen Restaurant ein Tofugericht. Und wenn Sie dann auf den Geschmack gekommen sind, kaufen Sie sich ein entsprechendes Kochbuch oder belegen einen asiatischen Kochkurs. Gemeinsam schmeckt es schließlich sowieso am besten.

schutzmembranen sowie für die Produktion von Hormonen und sogenannten Neurotransmittern dringend benötigt werden. Wir brauchen es für bestimmte Nerven- und Gehirnstoffe, die für gute Laune, Glücksempfinden und Konzentrationsfähigkeit sorgen.

Weil die meisten dieser Substanzen aus Eiweißbausteinen entstehen, ist Tofu in seiner Doppelwirkung auf den Nervenstoffwechsel einfach unschlagbar, wenn es darum geht, ein ganzes Leben lang optimistisch, kreativ und mental gut drauf zu sein.

Tofu als Nahrungsmittel

Weil dieses Soja-Produkt im Geschmack so neutral ist, läßt es sich in zahlreichen Variationen auf den Tisch bringen, gebraten oder gegrillt in Schnitzelform, als Würstchen aus dem Bioladen, als Räuchertofu in Rohkost. Mit Kräutern und Gewürzen versehen, schmeckt Tofu ebenso gut wie Fleisch oder Geflügel. Tofu wird mehr und mehr zum Favoriten der modernen Küche, es ist ein ideales Nahrungsmittel für kreative Köchinnen und Köche, die gesund und schmackhaft kochen wollen.

6) SPINAT – der Energiespender

Unter den lebensspendenden dunkelgrünen Blattgemüsen ist Spinat Spitzenreiter der beliebtesten heimischen Kleingärtnergemüse. Seine herrliche Farbe erhält dieses Blattgemüse durch den Pflanzenfarbstoff Chlorophyll, das mithilft, Lichtenergie in segensreiche Kohlenhydrate zu verwandeln. Er ist bestes Lebensmittel für alle Streßgeplagten, die auf einen raschen Energieschub hoffen, enorm reich an kostbaren Inhaltsstoffen.

Die Wirkstoffe

Faszinierender Kern aller Chlorophyll-Moleküle ist das Element Magnesium, Keimzelle allen Lebens in unserem Körper. Das rätselhafte Metall stimuliert den Zellstoffwechsel und ist an rund 300 lebensnotwendigen Enzymen in unserem Körper aktiv beteiligt. Diese steuern den Kohlenhydrat- und Eiweißstoffwechsel ebenso wie die Produktion von Gute-Laune-Hormonen, von Muskeltätigkeit, Herzfunktion und sogar den Aufbau von Zahnschmelz.

GUT ZU WISSEN

Die Mahnung, Spinat wegen seiner angeblichen toxischen Wirkung nicht aufzuwärmen, läßt so manch vorsichtige Seele vor seinem Genuß zurückschrecken. Das hört sich so schrecklich kompliziert an. Obwohl dieser Irrtum einen wahren Kern enthält, nämlich daß sich durch das Aufkochen oder längere Warmhalten das enthaltene **Nitrat** zu giftigen **Nitrosaminen** umwandelt, sind die Konzentrationen an Nitrosaminen bei einmaligem Aufkochen so gering, daß sie als unbedenklich eingestuft werden können. Gegrillte Würste, Pökelwaren oder Brote mit sehr dunkler Kruste enthalten im Vergleich dazu eine vielfach höhere Konzentration an Nitrosaminen.

Spinat ist auch reich an Karotenen, den Schutzstoffen für die Schleimhäute und die Augen, außerdem an B-Vitaminen, den Alleskönnern in unserem Stoffwechsel. Wichtig ist der hohe Anteil an Biotin, dem Schönheitsstoff für Haut, Haare und Nägel, der den nötigen Glanzschwefel in die Zellen transportiert. Aber auch Vitamin C (Immunschutzstoff Nr. 1) und Vitamin E (unerläßlich für den Schutz aller Fettstoffe im Körper) ist reich in Spinat enthalten. Außerdem die Spurenelemente Kupfer (für Glückshormone, Haarfarbe, Hautbräunung) und Eisen (für Blutbildung und Zellatmung), dies allerdings in geringerer Konzentration als über lange Jahre angenommen. Beträchtlich ist die Konzentration an Kalium, dem wichtigsten Mineral für unseren körpereigenen Wasserhaushalt.

Gesunder Spinat

Daß die dunkelgrünen Spinatblätter so üppig-saftig sind, hat das Gemüse dem Mineral Kalium zu verdanken. Dem nämlich hat die Natur die Aufgabe anvertraut, Wasser in die Pflanzenzellen zu saugen und darin zu binden – wichtigste Vor-

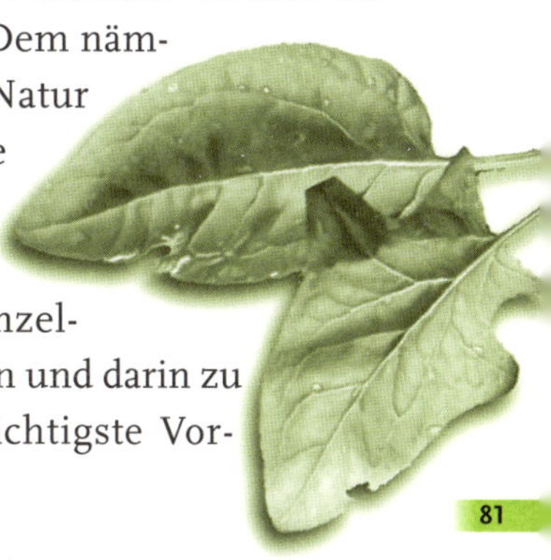

INFO GESUNDHEIT

Heilmittel Spinat

- Wirkt beruhigend auf Nerven, stärkt die Konzentrationsfähigkeit.
- Verjüngt Zellen und Gewebe von innen heraus.
- Stimuliert die Regeneration von Haut, Haar und Nägeln.
- Spendet Energie für Muskeln, Herz und Kreislauf.
- Beugt Darmträgheit und Verstopfung vor.
- Schützt die Schleimhäute in unserem Körper vor Krankheitserregern.
- Stimuliert die Blutbildung und den Transport von Sauerstoff in alle Körperzellen.
- Sorgt für einen konstanten Blutzuckerspiegel, wirkt deshalb gegen chronische Müdigkeit und mentale Trägheit.
- Aktiviert den Hormonstoffwechsel.
- Bringt den Nährstofftransport aus dem Blut in die Zellen in Schwung, wirkt auf diese Weise erfrischend und belebend.
- Wirkt entwässernd auf Schwellungen.

aussetzung für einen optimal funktionierenden Stoffwechsel. Gleichzeitig bildet Kalium zusammen mit Natrium, seinem Gegenspieler im Stoffwechsel, die sogenannte Kalium-Natrium-Pumpe, die Nährstoffe wie Vitamine, Eiweiß, Glukose usw. aus der extrazellulären Flüssigkeit über wassergefüllte Kanälchen in die Zelle transportiert.

Genau diesen Mechanismus übernimmt Kalium auch in unserem Organismus. Während Natrium (Hauptbestandteil unseres Kochsalzes) Wasser außerhalb der Zelle bindet, päppelt das viele Kalium im Spinat unsere Zellen mit lebenspendendem Nährwasser auf. Deshalb sollte man seinen Spinat auch nicht zu sehr salzen. Spinat ist das beste Beispiel dafür, daß unsere Verdauung genetisch auf die Verarbeitung naturbelassener Lebensmittel eingerichtet ist. Deshalb ist das in diesem Blattgemüse reich enthaltene Eiweiß auch viel leichter verwertbar als das Fleischeiweiß, sagen wir mal, aus einem Bissen Schweineschnitzel.

Spinat regt vor allem den Stoffwechsel der Schleimhautzellen im Darm an. Die werden dadurch leistungsfähiger, so werden auch an-

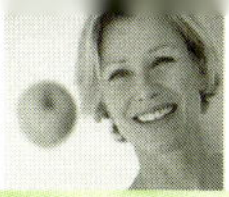

dere Biostoffe aus dem Nahrungsbrei viel besser resorbiert und den Zellen zugeführt.

Mit seiner Kombination aus Eisen, Magnesium und Kalium wird das Blattgemüse zum idealen Verjüngungsstoff für Körper und Seele. Da wird der wichtige Sauerstoff in Zellen transportiert und die Energieproduktion in den Mitochondrien, den kleinen Energiebrennkammern der Zelle, angeregt. Eine Spinatmahlzeit wirkt dabei schon rund zwanzig Minuten nach dem Verzehr als Vitalschub eines Komplettangebots an Nährstoffen für das gesamte Gewebe: Eiweiße, Kohlenhydrate, Spurenelemente. Weil die großflächigen Spinatblätter auch viel ungesättigte Fettsäuren anreichern, um ihr Zellwasser festzuhalten, hilft Spinat auch noch bei der Verjüngung der lipidhaltigen Zellwände und bei der Produktion von Steroid-Hormonen, zu denen zum Beispiel auch die Sexualhormone sowie das entzündungshemmende Kortisol gehören.

Die Karotene in diesem Gemüse sind Rohstoff für die körpereigene Synthese von Vitamin A, lebensnotwendig für den Immunschutz unserer Schleimhäute und für die Sehkraft unserer Augen. Spinat ist deshalb ideales Lebensmittel für alle Menschen, die viel vor dem Bildschirm sitzen.

Spinat als Nahrungsmittel
Frischer Spinat wird entweder mit (Wurzelspinat) oder ohne Wurzel (Blattspinat) verkauft. Ersterer wurde von der Maschine geerntet, letzterer mit der Hand. Durch die unterschiedlichen Erntemethoden

EMPFEHLUNG ★★★

Einmal pro Woche Spinat auf den Teller

Als Großküchenessen genießt Spinat mit Ei einen eher zweifelhaften Ruf. Doch zwischen diesem und der aus zartem Blattspinat und frischen Eiern von Ihnen selbst bereiteten Köstlichkeit liegen ganze kulinarische Welten. Und keine Sorge, es gibt noch etwa 300 andere Möglichkeiten, Spinat zu essen.

entstehen keine Qualitätsunterschiede, lediglich die Reste beim Putzen sind beim Spinat mit Wurzel größer. Wer sich das sparen will, kann ohne Bedenken auf Tiefkühlware zurückgreifen, entweder als Blattspinat oder kleingehackt. Vorgewürzte und mit allerlei Zusätzen (Käse, Sahne usw.) versehene Produkte sollte man jedoch stehenlassen.

Spinat wird nach Aussaattermin in Frühlings-, Sommer-, Herbst- und Winterspinat unterteilt.

Der Frühlingsspinat hat sehr zarte Blätter – ideal für die Zubereitung delikater Salate.

Das gleiche gilt auch für den Sommerspinat mit seinen etwas kräftigeren Blättern.

Der Herbst- und der Winterspinat eignen sich eher zum Blanchieren und ergeben in Butter, Schalotten und Knoblauch geschwenkt eine Delikatesse. Roher, pürierter und passierter Spinat ist zudem ein ausgezeichnetes Färbemittel für leckere hausgemachte Pasta aus Dinkel.

7) ÄPFEL – Gesundheit aus dem Garten

Diese populäre Frucht ist Symbol unserer Familiengesundheit, prall und saftig, vielen Generationen vertraut als Naturgeschenk der Bäume im eigenen Garten. So wie Kartoffeln als Gemüse unser heimisches Grundnahrungsmittel sind, sind Äpfel gewissermaßen Garanten für optimal genährte Körperzellen und ein jugendliches Gewebe. Sie lassen sich in vielerlei schmackhafter Form genußreich verzehren, und sie sind der praktische Fitneß-Snack aus der Handtasche. Außerdem kann man sie das ganze Jahr über überall kaufen.

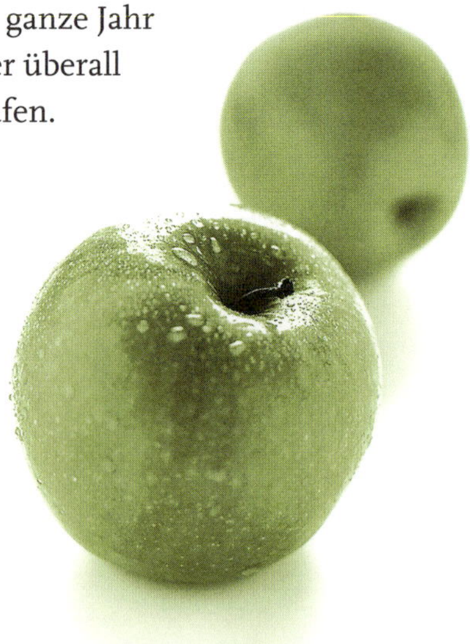

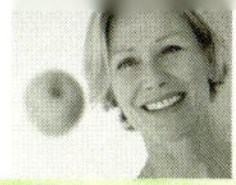

Die Wirkstoffe

Das Kostbarste am Apfel ist sein hoher Anteil an Wasser, das mit zehn verschiedenen Vitaminen und 14 Spurenelementen reich gesättigt ist. Diese Kernfrucht ist also eine Nährstoff-Bombe, deren Konzentrat an Wirkstoffen – anders als bei einem Kombi-Präparat aus der Apotheke – als biologisch abgestimmte Lösung unmittelbar über das Blut in das Innere unserer Körperzellen transportiert wird. Und dies schon wenige Minuten nach dem Verzehr. Äpfel bestehen bis zu 90 Prozent aus solchem Gesundheitswasser. Besonders reich konzentriert sind Vitamin C und Bioflavonoide (Pflanzenschutzstoffe), die die Wirkung dieses Basisnährstoffs in unserem Stoffwechsel außerordentlich erhöhen.

Äpfel sind zudem reich an Ballaststoffen wie zum Beispiel Pektin, die selbst kaum Nährstoffe enthalten, aber im Darm den Verdauungsvorgang beschleunigen, außerdem Schadstoffe wie Toxine, Pilze usw. aufnehmen und über den Stuhl ausscheiden. Die Apfelschale ist ölhaltig, damit das wertvolle Fruchtwasser nicht austritt. Sie enthält mehrfach ungesättigte Fettsäuren, die für den Aufbau un-

GUT ZU WISSEN

Die hierzulande häufigsten Sorten sind Golden Delicious, Jonagold, Elstar, Cox Orange, Boskoop, Rubinette, die beliebtesten Gala und Braeburn. Dagegen verlieren Gloster, Granny Smith und Idared an Bedeutung. Früchte mit lockerem Fleisch, wie Braeburn und Berlepsch, eignen sich für Apfelmus. Für Apfelkompott sollten saftige und bißfeste Sorten, wie Idared und Elstar, verwendet werden. Für Kuchen empfehlen sich Äpfel, die weder zerfallen noch zu saftig sind, wie Jonagold, Elstar und Boskoop.

Und Bratäpfel gelingen mit Sorten wie Gloster, Boskoop und Berlepsch. Zum Obstsalat passen Tafeläpfel wie Alkmene, Braeburn und Klarapfel. Dörräpfel gelingen gut mit Sorten wie Berlepsch, Goldparmäne und Idared.

INFO GESUNDHEIT

Heilmittel Äpfel

- Sie wirken entwässernd, helfen zum Beispiel bei lästigen Wasseransammlungen im Bauch oder an den Knöcheln.
- Sie stärken das Immunsystem im Abwehrkampf gegen Infektionen.
- Sie wirken stimulierend auf den gesamten Verdauungstrakt, beseitigen Störungen in Magen und Darm.
- Sie senken erhöhte Blutdruck-, bzw. auch Cholesterin- und Blutfettwerte.
- Sie stimulieren den Stoffwechsel, wirken verjüngend auf Zellen und Gewebe.

serer rund 70 Billionen Körperzellen unverzichtbar sind und den Stoffwechsel im ganzen Organismus in Schwung bringen.

Gesunde Äpfel

Sie sind schon eine Augenweide – die üppigen, rotglänzenden Äpfel, die am Baum hängen oder am Obststand leuchten. So mancher weiß leider gar nicht richtig zu schätzen, welches Geschenk der Natur Äpfel sind – nämlich pralle, pure Gesundheit. Äpfel stammen ursprünglich aus Westasien, doch schon unsere Urahnen kultivierten die Frucht. Inzwischen sind bei uns mehr als zwanzig verschiedene Sorten im Handel.

Äpfel bestehen – je nach Wasseranteil – bis zu einem Viertel aus Ballaststoffen, die Cholesterin- und Blutfettwerte senken. Ein einziger Apfel pro Tag kann schon innerhalb weniger Tage ein Cholesterin-Problem bereinigen. Sogenannte Malic- bzw. Tartarinsäuren im Apfelfruchtfleisch greifen krankheitserregende Bakterien und Pilze im Darm an und beugen gesundheitsschädlichen Fermentbildungen vor. Im Magen regulieren Äpfel die Säureverhältnisse, sie wirken neutralisierend auf überschüssige Magensäure, stimulieren aber – falls nötig – ebenso die Belegzellen der Magenschleimhaut zur Abgabe von mehr Salzsäure in den Magensaft. Dadurch wird Eiweiß viel besser vorverdaut, außerdem werden Kalzium und Eisen im Nahrungsbrei ionisiert und somit für den Stoffwechsel überhaupt erst verwertbar gemacht. Äpfel können also sowohl

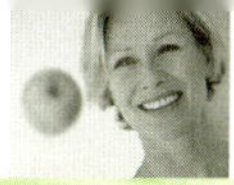

rasch Sodbrennen oder Reflux-Ösophagitis – damit ist das saure Aufstoßen der Mägensäure nach oben in die Speiseröhre gemeint – beseitigen, als auch Blähungen, Darmträgheit und Verstopfung. Sie sind ein wahrer Verbündeter unseres gesamten Verdauungstrakts.

Ebenso wie alle anderen Super-12-Lebensmittel sind auch Äpfel reich an Kalium, das es der reifenden Frucht überhaupt erst ermöglicht, soviel Wasser in ihren Zellen zu binden. Wir Menschen ernähren uns meist viel zu salzreich. Die hohen Konzentrationen an Natrium im Kochsalz entziehen unseren Zellen aber das Nährwasser, das sie für einen jugendlichen Stoffwechsel dringend benötigen. Die Empfehlung lautet deshalb: auf Salz weitgehend verzichten, Speisen lieber mit Kräutern und Gewürzen schmackhaft machen – und täglich einen Apfel essen, dessen Kalium-Ionen frisches Lebenswasser in unsere Zellen pumpen und ungesunde Wasseransammlungen im Körper abbauen und außerdem die Nierentätigkeit anregen. Dies ist vor allem für Menschen über 40 wichtig, deren Zellen häufig zu wasserarm und ausgetrocknet sind.

Die Apfelschale ist ebenfalls ein kostbarer Schatz lebensnotwendiger Nährstoffe. Ihre Lipide stimulieren im Fetthaushalt Stoffwechselprozesse, helfen beim Schlankwerden, aktivieren den Cholesterin-Stoffwechsel und helfen beim Aufbau junger Myelin-

EMPFEHLUNG

Täglich einen Apfel essen

Einfacher geht es nun wirklich nicht: Wann immer Sie das Bedürfnis verspüren, sich einmal schnell etwas in den Mund zu schieben, greifen Sie nach einem Apfel! Und haben Sie noch einen zweiten dabei, für denjenigen, der es Ihnen nachmachen möchte. Fahren Sie im Spätsommer aufs Land, dort wo es noch die traditionellen Streuobstwiesen gibt, legen Sie sich unter einen Baum und zählen Sie die weißen Wolken am Himmel, während Sie genüßlich an einem Apfel knabbern.

Schichten, den Schutzhäutchen um Nerven- und Gehirnzellen.

Äpfel als Nahrungsmittel

Wenn möglich, sollten Sie Äpfel beim Biobauern oder im Naturkostladen kaufen, auch wenn diese vielleicht schrumpelig und dabei auch noch teurer sind. So mancher wunderhübsch glänzende Apfel im Supermarkt ist nämlich mit Konservierungsmitteln, Pestiziden, Glanzmitteln und anderen Schadstoffen belastet. Lagern sollte man die Früchte kühl, zum Beispiel im Keller. Äpfel eignen sich zur Herstellung vielfältiger Leckereien. Es gibt sie als Tafel-, Back- oder Kochäpfel. Beim Erhitzen – beispielsweise beim Kochen von Apfelkompott oder Mus oder im Apfelkuchen – gehen allerdings bis zu drei Viertel des kostbaren enthaltenen Vitamins C verloren. Nach dem Schälen oder Zerschneiden verfärbt sich das Apfelfleisch sehr schnell braun. Gut zu wissen: Ein paar Tropfen Zitronensaft verhindern die Bräunung und verstärken gleichzeitig das fruchteigene Aroma.

Super-12-Lebensmittel wirken auf diese Weise zusammen.

8) ZITRONEN – Vitamin C pur

Die Tiere haben es leichter, sie produzieren Vitamin C in ihrem Stoffwechsel aus Glukose, also aus Kohlenhydraten, selbst. Deshalb erkältet sich ein Fuchs oder ein Feldhase selbst im schlimmsten Schneesturm nicht. Wir Menschen müssen aber Vitamin C mit der Nahrung zu uns nehmen – und da ist die hübsche gelbe Zitrone der beste Lieferant aus der Apotheke der Natur. In jedem Haushalt, ob Single oder Großfamilie, sollte deshalb stets ein Körbchen mit reifen Zitronen bereitstehen. Die sind schnell ausgepreßt, der Saft getrunken – und so der Organismus wieder einmal immungeschützt gegen die ewig präsenten unsichtbaren Krankheitserreger wie Viren, Bakterien oder freie Radikale.

Die Wirkstoffe

Die Schale kann man bei der Zitrone bekanntlich nicht mitessen – allerdings ist sie ein beliebtes Gewürz vor allem beim Backen –, dafür ist das Fruchtfleisch vollgepackt mit Vitamin C, dem wohl be-

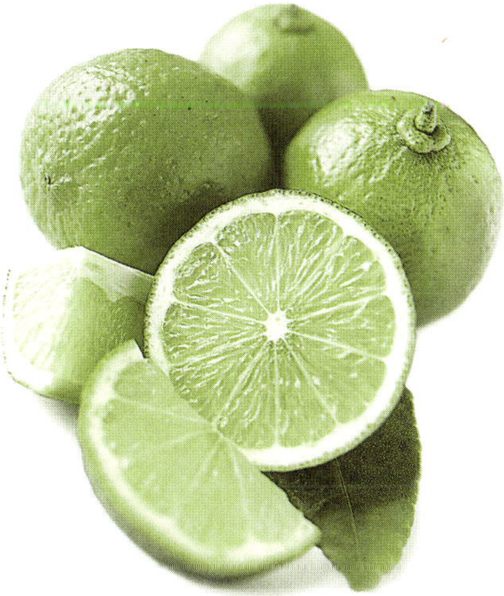

deutendsten unter allen Vitaminen. Dieser Nährstoff ist direkt und indirekt an täglich Trillionen chemischen Enzymreaktionen in unseren rund 70 Billionen Körperzellen beteiligt, außerdem wichtiger Schutzfaktor für alle wasserhaltigen Zellteile. Verständlich, daß die Natur gerade dieses Vitamin in seinem molekularen Aufbau so simpel gestaltet hat, daß wir es bereits in der Mundhöhle resorbieren. Da gelangt es schon durch die Schleimhaut ins Blut. Dieses Vitamin ist sehr stoffwechselfreudig, deshalb auch leicht verletzlich, es wird selbst bevorzugt von freien Radikalen angegriffen. Daher hat die Natur zu seinem Schutz auch ein Paket Pflanzenschutzstoffe, die Bioflavonoide, mit in jede Zitrone gepackt.

Gesunde Zitronen
Warum steckt in dieser Südfrucht soviel Vitamin C? Ganz einfach:

GUT ZU WISSEN

Für eine reichliche Ernte schützen Zitronenbauern ihre Plantagen regelmäßig mit chemischen Spritzmitteln gegen Krankheiten und Fruchtschädlinge. Nach der Ernte werden die Zitronen mit Konservierungsstoffen gegen den Schimmelbefall behandelt. Den Saft der Zitronen beeinflußt das nicht. Die Schalen der Früchte sind jedoch ungenießbar. Dabei geben sie vielen Speisen und Backwaren doch erst dieses gewisse Etwas. Die Alternative wären Bio-Zitronen. So haben sich beispielsweise schon vor Jahren die sizilianischen Obstbauern auf den Ökoanbau umgestellt.

Weil die südländische Sonne mit aggressiv-intensiven UV-Strahlen auf die Frucht einwirkt, muß sie ihre feinen Venen besonders kräftigen. Vitamin C ist der beste Gefäßschutz. Pflanzen produzieren ihn fast ausschließlich zu dem Zweck, ihr lebenswichtiges Gefäßsystem zu schützen, mit dessen Hilfe sie Nährflüssigkeit aus dem Erdreich aufsaugen. Und Vitamin C ist auch Immunschutzfaktor aller Pflanzen, die Früchte reifen lassen.

Beachtenswert ist der Reichtum an Bioflavonoiden in Zitronen, sie machen das enthaltene Vitamin C um bis zum Zwanzigfachen potenter als etwa das Vitamin C, das wir in Form weißpulveriger Ascorbinsäure in der Apotheke kaufen. Eine Zitrone am Tag, samt Fruchtfleisch verzehrt, liefert den optimalen Vitamin-C-Schutz. Besonders betroffen von einem entsprechenden Mangel sind zwangsläufig unsere Gefäße, Nasen- oder Zahnfleischbluten sind deshalb erstes Warnsymptom für ein Defizit. Auch Be-

INFO GESUNDHEIT

Heilmittel Zitronen

- Kräftigen das Immunsystem, beugen Infektionen und Erkältungen vor.
- Aktivieren die Leistungsfähigkeit sämtlicher Drüsen im Körper, wirken belebend auf den Hormonstoffwechsel.
- Regenerieren und verjüngen das Bindegewebe, beugen der Faltenbildung vor und polstern die Haut mit neuem, jungem Kollagen.
- Aktivieren die Lipolyse, die Fettschmelze, wichtig für alle Schlankheitsprozesse.
- Beschleunigen die Wundheilung.
- Beugen Besenreisern, Krampfadern, Zahnfleisch- und Nasenbluten, inneren und äußeren Blutungen als Folge von Gefäßschwäche vor.
- Wichtig für die Produktion von Sexual- und Glückshormonen.
- Wirken erfrischend auf die Gehirntätigkeit, beugen Gedächtnisschwäche und Konzentrationsmangel vor.
- Wirksam gegen Müdigkeit, nervöse Zerfahrenheit, mentale Trägheit.

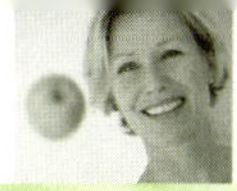

senreiser und Krampfadern sind oft Folge eines anhaltenden Mangels an Vitamin C. Venen sind besonders verletzlich und demnach anfällig, weil ihre Gefäßwände – im Gegensatz zu Arterien – schwach und weniger muskelumpackt sind. Sie weiten sich leicht, werden porös – es kommt zu Wasseraustritten ins angrenzende Gewebe. Genau hier hilft die Zitrone mit ihrem Reichtum an Vitamin C und Bioflavonoiden, und zwar vorbeugend ebenso wie lindernd oder heilend.

Unsere Drüsen, wie Hirnanhangdrüse, Thymusdrüse oder Nebennieren, haben die höchsten Vitamin-C-Konzentrationen im Körper, haben deshalb auch den höchsten Bedarf. Sie produzieren ihre Hormone oder andere Substanzen mit Hilfe Vitamin-C-haltiger Enzyme. Bei einem Mangel sinkt ihre Aktivität, wir werden müde, anfällig gegen Infektionen, Entzündungen. Auch nervöse Unruhe, mentale und körperliche Leistungsschwäche, Libidomangel, Sehschwäche, unreine Haut oder Blasenprobleme sind nicht selten Folge eines Mangels an diesem lebensnotwendigen Nährstoff. Betroffen sind speziell starke Raucher, weil Zigarettengifte wie Nikotin oder Teer für ihre Neutralisierung im Immunsystem viel Vitamin C beanspruchen. Zigarettensüchtige bekommen deshalb oft winzige Fältchen über der Oberlippe, weil es an Vitamin C für den Aufbau jugendlichen Bindegewebes fehlt. Vitamin-C-Defizite führen zwangsläufig zu Bindegewebsschwäche,

EMPFEHLUNG

Jeden Tag eine Zitrone essen oder den Saft trinken

Die Frucht auspressen und den Saft trinken. Jedoch nicht erhitzen, weil sonst das enthaltene Vitamin C zum großen Teil zerstört wird. Man kann den Saft auch in kalten Flüssigkeiten auflösen (Tee, Wasser etc.) und dann mit Honig süßen. Am meisten profitiert man von dem Vitamin-C-Reichtum, wenn man die Zitrone viertelt und das Fruchtfleisch aus den Schalen direkt herausißt.

zu Falten, Runzeln, Krähenfüßen, weil dieser Biostoff zusammen mit Zink die Enzyme für die Produktion von Kollagen im ganzen Körper liefert.

Zitronen als Nahrungsmittel

Zitronensaft ist die Quelle einer einzigartigen, intensiv schmeckenden und dabei sehr fruchtigen Säure, deren Vielseitigkeit kaum zu übertreffen ist. Besonders beliebt ist Zitronensaft im östlichen Mittelmeergebiet und im Vorderen Orient, aber auch in der italienischen und nordafrikanischen Küche. Schon aus diesem Grunde sollten Ihre Urlaubserinnerungen auch im Magen aufgefrischt werden. In unseren kulinarischen Breiten wird gebratener oder gegrillter Fisch so gut wie immer mit Zitronensaft serviert. Zu wissen, daß Zitronensaft das Aroma vieler Obstsorten verstärkt und man mit ein paar Spritzern Zitronensaft plus einer Prise Zucker viele europäische Gemüsespeisen verfeinern kann, wird Ihnen bald den Ruf als kulinarischen Geheimtip in Ihrem Bekanntenkreis eintragen. Sie müssen ja nicht verraten, wie gesund das Ganze dadurch wird.

9) DINKEL – das Supervollkorn

Unter seinen Geschwistern in der Getreidefamilie spielt diese spezielle Weizenform eine Sonderrolle. Dinkel läßt sich nämlich – im Gegensatz zu Weizen, Roggen, Hafer oder Gerste – nicht oder kaum düngen, ist deshalb vorwiegend in biologisch gesunder Form erhältlich. Dinkel ist auch als Spelz, Spelt oder Dinkelweizen bekannt. Weil er so gesund ist und außerdem so gut herzhaft-nussig schmeckt, war er schon vor 10 000 Jahren in Südostasien äußerst beliebt, wurde dann nach und nach im Mittleren Osten und schließlich auch bei uns in Europa populär und heimisch. Die berühmte Äbtissin Hildegard von Bingen pries diese Weizenform bereits im 12. Jahrhundert als das gesundheitlich beste Getreide für unseren Körper.

Die Wirkstoffe

Jedes einzelne Dinkelkorn ist ein kostbarer Schatz an Nährstoffen, reicher an Eiweiß, wertvollen Fettsäuren und Ballaststoffen als normaler Weizen. Die komplex einge-

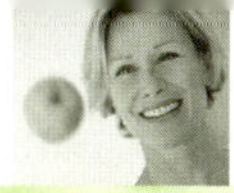

packten Kohlenhydrate werden im Darm in einem Stunden währenden Prozess aufgelöst und dem Blut und den Zellen als steter Zustrom belebender Glukose zugeführt. Dadurch bleibt der Blutzuckerspiegel in seinem gesunden Referenzbereich – wichtigste Voraussetzung für gesunde Nerven und positive Stimmungslage. Dinkel enthält einen Reichtum an B-Vitaminen und Spurenelementen wie Mangan, Selen, Eisen, Kupfer und Zink, außerdem viel Magnesium und Kalium, das entwässernd wirkt und für den Nährstofftransport aus dem Blut in die Körperzellen gebraucht wird.

Gesunder Dinkel

Dieses Getreidekorn hat eine außerordentlich dicke Schale als Schutz vor Insekten und Krankheitserregern. Wenn das Korn nach der Reife zu Boden fällt, saugt diese Schale sehr viel Wasser auf, so daß der Keimling möglichst lange genährt werden kann. Diese Fähigkeit, Wasser und Verdauungssäfte zu binden, macht Dinkel zu einer wertvollen natürlichen Medizin gegen Verdauungsstörungen wie Durchfall oder Verstopfung. Weil Dinkel mitsamt seiner üppigen Schale gelagert werden kann, bleibt er länger frisch und muß nicht mit Pestiziden lagerfähig gemacht werden.

INFO GESUNDHEIT

Heilmittel Dinkel

- Beseitigt Verdauungsstörungen wie Blähungen, Durchfall oder Verstopfung und baut eine gesunde Darmschleimhaut auf.
- Wirkt belebend auf den Zellstoffwechsel und entwässernd auf Schwellungen unter den Augen, an Knöcheln oder bei Wasseransammlungen im Bauchraum.
- Sorgt für einen gleichbleibenden Blutzuckerspiegel, wichtig für die Energieversorgung von Nerven und Gehirn.
- Hilft bei chronischer Müdigkeit, Lustlosigkeit und defensivem Streßverhalten.
- Sättigt bei einem Minimum an Kalorien und Reichtum an Biostoffen, hilft beim Abnehmen und verjüngt das Gewebe.

Viele Menschen sind empfindlich gegen Gluten, das sogenannte Klebereiweiß im Weizenkorn, das zu Zöliakie führen kann, einer oft schwerwiegend verlaufenden Reaktionskrankheit des Darms. Mitunter sind die Symptome mild, die Betroffenen können sich aber die Ursachen nicht erklären, so zum Beispiel von immer wieder auftretenden wässrigen, durchfallartigen Stühlen. Eine Umstellung von Weizen áuf Dinkel kann Abhilfe schaffen. Er enthält zwar ebenfalls Gluten, das jedoch meist besser vertragen wird beziehungsweise gar keine allergischen Reaktionen auslöst.

Eine Dinkelmahlzeit, zum Beispiel ein Müsli, versorgt Blut und Zellen schon eine halbe Stunde nach dem Verzehr mit beträchtlichen Konzentrationen an kostbaren Biostoffen. Dieses Getreide aktiviert spontan den Zellstoffwechsel, wirkt demnach belebend gegen Streßsymptome wie chronische Müdigkeit, nervöse Unruhe, Lustlosigkeit, defensives Streßverhalten und depressive Verstimmungen. Die Kombination von Glukose in Verbindung mit B-Vitaminen wirkt stimulierend auf die körpereigene Synthese von stimmungsaufhellenden Hormonen und Nervenreizstoffen wie Noradrenalin, Dopamin oder Serotonin. Die Umstellung von hellen Weiß-

EMPFEHLUNG

Beim Einkauf nach Dinkelprodukten greifen

Nachdem der Dinkel fast vollständig von unserem Speisezettel verschwunden war, gibt es mittlerweile zahlreiche Lebensmittel auf seiner Basis zu kaufen. Erste Anlaufstellen sind dabei die Bio- und Reformkostläden. Besonders leicht in die eigene Ernährung zu integrieren sind Dinkelpasta, Biobrote aus diesem Wundergetreide, die Dinkelkekse für den Kaffeeklatsch. Probieren sollte man auch den selbstgebackenen Kuchen mit Dinkelmehl. Weizengrieß läßt sich ohne Probleme durch den zudem wesentlich aromatischeren Dinkelgrieß ersetzen. Zunehmender Beliebtheit erfreut sich auch der Dinkelkaffee. Grünkern kann den Reis als Beilage für unser würziges Tofucurry ersetzen.

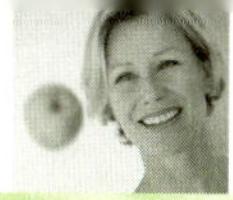

mehlprodukten oder zum Beispiel auch von Mischbrot auf Dinkelprodukte kann bei entprechender Disposition innerhalb weniger Tage zu einer mental und körperlich besseren Verfassung führen.

Die Natur hat das kleine Dinkelkorn besonders großzügig mit Spurenelementen ausgestattet. Die braucht es auch, um im schützenden Erdreich seine Mitosen, die Zellteilungen, zu stimulieren und schließlich zu einem neuen Weizenhalm heranzureifen. Auch in unseren Zellen wirken diese Spurenelemente aktiv zusammen, so bei der Regeneration und Verjüngung unseres Gewebes. Dinkel ist ein hervorragender Schlank- und Jungmacher unter allen Getreide- und Vollkornsorten.

Dinkel als Nahrungsmittel

Weil sich immer mehr herumspricht, wie kerngesund dieses außerordentliche Getreide ist, gibt es inzwischen nicht nur das fertige Korn, sondern auch Dinkelnudeln, Dinkelbrot, Frühstücksmüslis auf Dinkelbasis und viele andere entsprechende Produkte. Lange Zeit war Dinkel vorwiegend in Bio- bzw. Naturkostläden zu haben, inzwischen reichern aber auch große Supermarktketten ihr Getreideangebot mit Dinkel an. Das Getreide läßt sich wie Weizen verwenden, zum Beispiel zum Backen von Gebäck oder Kuchen oder als kohlenhydratreiche Beigabe beim Mittagessen. Eine Besonderheit ist das sogenannte Grünkern. Dabei handelt es sich um unreif geernteten Dinkel. Im Laden sticht seine olivgrüne, leicht glänzende Farbe sofort ins Auge. Nach der Ernte wird das noch milchig-weiße und erst halbfeste Korn in der Ähre getrocknet, dann folgen Dreschen und Entfernen der Spelzen. Dinkel wird als Korn, Schrot oder Mehl verwendet. Seine leichte Verdaulichkeit und sein nussiges Aroma machen ihn hervorragend geeignet für die Ernährung bei empfindlichen Magen und als Schonkost.

Dinkel wird von immer mehr Menschen heute wiederentdeckt, denn es ist ein echtes Nährstoffpaket aus der Apotheke der Natur – und Lieblingsfutter unserer 70 Billionen Körperzellen.

10) JOGHURT – gesunde Bakterien

Dieses sauermilchartige Erzeugnis aus Voll- oder Magermilch unter Verwendung freundlicher Bakterien war schon vor Tausenden Jahren in Mittelmeerländern und im Orient äußerst beliebt wegen seiner darmfreundlichen und heilenden Wirkung. Bei uns ist Joghurt inzwischen sehr populär geworden, nicht nur wegen seines fein säuerlichen und erfrischenden Geschmacks, sondern auch wegen seiner vielfältigen Verwendungsmöglichkeiten. Milch wird mit Pilzkulturen angereichert, dann erwärmt und wieder abgekühlt.

Die Wirkstoffe

Die gesunden Inhaltsstoffe der Milch bleiben in komprimierter Form erhalten, also die komplette Kombination von Vitaminen, Spurenelementen, Mineralien, Milcheiweiß, Milchzucker und den Milchfetten, wie sie für die Versorgung zum Beispiel neugeborener Kälber notwendig sind. Joghurt enthält den vollständigen Komplex an B-Vitaminen, außer Vitamin B12, das allerdings von unserer Dickdarmflora gerade wieder unter Beihilfe von Joghurt-Bakterien, wie zum Beispiel Lactobazillus acidophilus, in den nötigen Mikrodosierungen hergestellt wird. Die Anteile der Vitamine A und D sind in

GUT ZU WISSEN

In den Mittelmeerländern und im Vorderen Orient wird Joghurt zweimal täglich frisch hergestellt, nicht nur aus der Kuhmilch, auch aus Büffelmilch oder Schafsmilch – besonders in Griechenland. Das Resultat ist schnittfest, schmeckt von sich aus kühl und süßlich und wird in großen Portionen ohne Zutaten oder mit wenig Zucker frisch konsumiert. Die Ingredienzen eines gewöhnlichen mitteleuropäischen Joghurts sind dagegen: Milch, Magermilchpulver, Emulgator E 322, modifizierte Maisstärke, Farbstoffe, Aromen und Süßstoff. Das Resultat mag zwar etwas mehr als drei Wochen haltbar sein, für unsere Gesundheit stellt dieses Produkt wahrlich keinen Fortschritt dar.

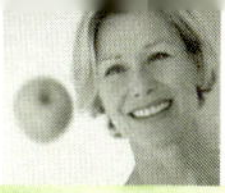

Joghurt höher als in Milch, dasselbe gilt für den Proteinanteil. Dies alles macht Joghurt ideal als Snack oder gesunde kleine Zwischenmahlzeit, zumal sich dieses Milchprodukt ausgezeichnet kombinieren läßt, so zum Beispiel mit Früchten, Nüssen, Rosinen, Honig, geraspelten Karotten usw.

Acidophilus-Bakterien sind die natürlichen Feinde krankheitserregender Pilze in unserem Körper, sie wirken neutralisierend und reinigend auf Darmschleimhäute, gleichzeitig stimulierend und beschleunigend auf die Verdauungsvorgänge.

Joghurt ist reich an den Knochen-Mineralien Kalzium, Phosphor und Magnesium, außerdem an nahezu sämtlichen für den Stoffwechsel wichtigen Spurenelementen. Er sättigt bei einem Minimum an Kalorien, eignet sich deshalb als ideales Lebensmittel fürs Schlankwerden.

Gesunder Joghurt

Vor allem für Frauen nach der Menopause, die aufgrund sinkender Östrogen-Produktion von einem Abbau an Knochenmasse betroffen sind, ist Joghurt beste Nahrungsergänzung, insbesondere deshalb, weil das Gesamtpaket an Biostoffen für die Skelettverjüngung enthalten ist. Von Bedeutung ist dabei die hohe Konzentration an Milchsalzen, also an Magnesium, Kal-

INFO GESUNDHEIT

Heilmittel Joghurt

- Beseitigt Verdauungsstörungen wie Darmträgheit, Verstopfung, Blähungen und Durchfall. Reinigt den Darm von Pilzbefall.
- Hilft beim Abspecken überschüssiger Fettpolster, beschleunigt lipolytische (fettschmelzende) Prozesse.
- Wirkt anregend auf den gesamten Stoffwechsel, hilft aktiv bei der Verwertung von Biostoffen aus anderen Nahrungsmitteln.
- Regeneriert und verjüngt Knochenbau und Zahnsubstanz.
- Wirkt entwässernd auf den Organismus, hilft somit beim Abbau von Ödemen oder wasserbedingten Schwellungen.

zium, Kalium und Natrium mit verschiedenen Säuren wie Zitronen- oder Phosphorsäure, die sehr stoffwechselaktiv sind.

Am besten Biojoghurt im Naturkostladen kaufen, der Joghurt ist reich an der sogenannten L(+)-Milchsäure oder Rechtsmilchsäure, die in unserem Organismus als Zwischenprodukt unmittelbar in den Stoffwechsel eingeschleust wird, deshalb ganz spontan gesund einwirkt. Dieser Joghurt hat den Vorzug, auch die Verwertung anderer Lebensmittel zu beschleunigen. Er beseitigt Verdauungsstörungen wie Darmträgheit oder Verstopfung, hilft beim Aufbau einer gesunden Darmflora. Außerdem bindet Biojoghurt in reichem Maße Schad- und Giftstoffe bzw. auch krankheitserregende Pilze im Darm und scheidet diese aus.

Wer Probleme mit Übergewicht hat, sollte beim Einkaufen immer auch zu Joghurt greifen. Er wirkt sättigend und versorgt doch mit nahezu allen notwendigen Nährstoffen. Dabei darf Joghurt mit Früchten wie Beeren, Weintrauben, Mandarinen usw. gesüßt werden, gegebenenfalls auch mit Honig oder Ahornsirup, aber nicht mit dem weißen Kristallzucker aus der Dose. Der zerstört die B-Vitamine, die von den Joghurt-Bakterien aufgebaut werden. Dazu gehören neben B12 auch geringe Mengen von Vitamin B_6 sowie Biotin. Auch das B-Vitamin PABA (Para-Amino-Buttersäure), das vor allem für eine jugendliche Haut und volles Haar wichtig ist und gegen nervöse Störungen und rasche Ermüdbarkeit wirkt, wird durch Joghurt-Säuren geschützt. Es wird im gesunden Milieu der Darmflora produziert und gelangt anschließend als Teil des B-Vitamins Fol-

EMPFEHLUNG

Jeden Tag einen Becher oder ein Glas Joghurt essen

Auch wenn Sie bislang nur Fruchtjoghurt kannten, lassen Sie sich von den wunderbaren Joghurtgerichten der Mittelmeerküchen verführen. Köstliche Joghurtsoßen mit Kräutern, kalte Sommersuppen mit Gurke oder ein selbstbereitetes Joghurt-Senf-Dressing für Ihren Salat werden ganz neue Horizonte in Ihrer Küche eröffnen.

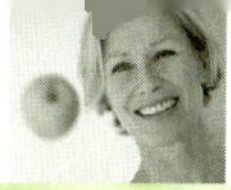

säure oder auch als freies Vitamin in den Stoffwechsel. Joghurt wirkt also als Wohltäter für unseren gesamten Organismus.

Von Bedeutung sind die hohen Konzentrationen an Vitamin A, dem unverzichtbaren Immunschutzstoff für alle unsere Schleimhäute. Der Reichtum an dem hormonähnlichen Vitamin D in Joghurt wirkt aktivierend auf den Stoffwechsel der Osteoblasten, der knochenbildenden Zellen, außerdem stimuliert das Vitamin aus den Zellkernen heraus Vitalimpulse. Joghurt ist deshalb in jeder Beziehung ein ausgezeichnetes Verjüngungsmittel.

Joghurt als Nahrungsmittel

Wir Mitteleuropäer bevorzugen den milderen Joghurt der linksdrehenden Joghurtbakterien. Überall in Deutschland gibt es jedoch mittlerweile den kräftiger schmeckenden türkischen Joghurt zu kaufen. Zu besonderen Gelegenheiten darf es auch einmal der griechische Sahnejoghurt sein. Industriell hergestellte Fruchtjoghurte sind nicht zu empfehlen: sie enthalten reichlich Zucker und künstliche Aromastoffe. Gerade Kinder werden so von klein auf an diesen Geschmack gewöhnt, mit dem Ergebnis, daß ihnen die echte Erdbeere nicht mehr schmeckt. Wer seine selbstzubereiteten Joghurtdesserts nicht gleichfalls in

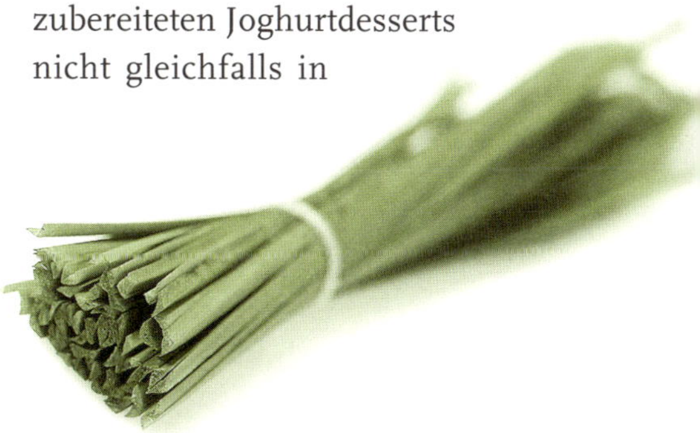

Unmengen von Zucker ertränken will, bediene sich folgenden Tricks: den weißen Joghurt immer getrennt von der süßen oder fruchtigen Zutat reichen, so daß beide sich erst im Mund zu einem Geschmacksfeuerwerk vereinigen.

11) EIER – Fitneß in der Schale

Hühnereier enthalten das gesamte Paket an Chromosomen, also an Erbanlagen für das wachsende Kü-

GUT ZU WISSEN

Salmonelleninfektion – wie kann man sich schützen?
Je frischer ein Ei ist, desto weniger Vermehrungschancen haben Salmonellen. Wenn das Ei allerdings unsachgemäß gelagert oder verwendet wird, vermehren sich Salmonellen so, daß sie die menschliche Gesundheit gefährden können. Salmonellen lösen Magen-Darm-Erkrankungen mit Durchfällen und Fieber aus, kleine Kinder oder Menschen mit schwachem Immunsystem können an dieser Infektion sterben. Salmonellen vermehren sich bei Zimmertemperatur explosionsartig. Eine nachträgliche Kühlung kann dies nicht mehr rückgängig machen. Selbst die Tiefkühltruhe tötet die Erreger nicht ab. Nur das Erhitzen auf mindestens 70 Grad Celsius tötet die Salmonellen ab.

ken. Und auch gleich noch sämtliche Nährstoffe, die es für die Entwicklung braucht – also ein Nährstoff-Kombipräparat aus Vitaminen, Mineralstoffen, Fettsäuren, Kohlenhydraten, Eiweiß und Wasser. Und dies noch in optimaler Abstimmung, in genau der Zusammensetzung, in der die enthaltenen Biostoffe sich gegenseitig im Stoffwechsel anreichern und aktivieren. Deshalb sind Hühnereier Fitneß-Power pur, deren Nährstoffkräfte sich auch in unserem Organismus dynamisch entfalten.

Die Wirkstoffe
Eier sind ein ausgezeichneter Eiweißlieferant, sie enthalten alle acht essentiellen Aminosäuren, also jene Eiweißbausteine, die wir unbedingt mit unserer täglichen Nahrung zu uns nehmen müssen. Die anderen zwölf Aminosäuren können wir in unserem Stoffwechsel selbst herstellen. Viele Menschen leiden unter Mangelerscheinungen, weil ihnen ernährungsbedingt lediglich eine oder zwei dieser lebensnotwendigen Eiweißbausteine fehlen, ihr Stoffwechsel kann deshalb nur eine begrenzte Quantität aller Eiweißmoleküle zusammenknüpfen, die für ihre mentale und körperliche Gesundheit erforderlich sind. Eier können hier Abhilfe schaffen – von einem Tag auf den anderen. Ein mittelgroßes Ei ent-

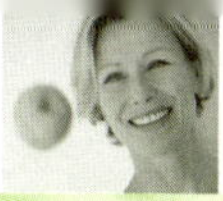

hält sieben bis acht Gramm erstklassiges Eiweiß.

Außerdem enthalten Eier die Vitamine A, B2, B3, D und E sowie die Mineralstoffe Kupfer, Eisen, Schwefel und Phosphor. Die Schale ist reich an Kalzium. Für unsere Fitneß und unser Wohlbefinden besonders wichtig sind die hohen Konzentrationen an hochwertigen ungesättigten Fettsäuren. Von allen Nahrungsmitteln enthält das Eigelb die höchste Konzentration an Cholin, einem B-Vitamin, das Cholesterin schon im Zellaufbau des wachsenden Kükens transportfähig und stoffwechselaktiv hält. Nicht zuletzt ist das Eigelb reich an Lezithin und an dem Schönheits-Vitamin Biotin aus der bewundernswerten Gruppe der B-Vitamine.

Gesunde Eier

Dieses Lebensmittel ist eine gesunde Quelle für Cholesterin, das wir für den Aufbau unserer Zellschutzhüllen, für die Produktion von Hormonen, für eine schöne Haut und für viele andere Zwecke dringend brauchen. Bei einer gesunden Ernährung mit Obst, Salat,

INFO GESUNDHEIT

Heilmittel Eier

- Wirken entspannend und beruhigend auf die Nerven, verjüngen das Gehirn und beugen mentaler Altersschwäche vor.
- Steigern die Konzentrationsfähigkeit, helfen bei Gedächtnisschwäche.
- Stimulieren den Aufbau neuer Knochenmasse, aktivieren den Kalzium-Stoffwechsel.
- Helfen aktiv bei der Verjüngung und Verschönerung von innen, aus dem Stoffwechsel heraus, halten die Haut gesund und geschmeidig, sorgen für Glanz und Fülle des Haars sowie für schöne Nägel.
- Regulieren den Cholesterin-Haushalt in unserem Körper, liefern Rohstoff für sogenannte Steroid-Hormone (zum Beispiel Sexualhormone oder das entzündungshemmende Cortisol).
- Tragen zu einem konstanten gesunden Eiweiß-Status in allen unseren vielen Billionen Körperzellen bei.

EMPFEHLUNG

Im Laufe einer Woche drei Eier auf den Tisch

Zwar sind Eier und Eiprodukte in vielen Fertigprodukten enthalten – und das häufig genug, ohne daß wir uns dessen bewußt sind. Bei der konsequenten Umstellung auf das Super-12-Programm jedoch wissen Sie immer genau, was Sie gerade auf Ihrem Teller liegen haben, so können Sie also selber entscheiden, nach welchem der vielen schmackhaften Eiergerichte Ihnen gerade zumute ist. Ein hervorragender Super-12-Favorit ist sicherlich die spanische Eier-Kartoffel-Tortilla in Olivenöl gegart.

Rohkost, Gemüse und Vollkornprodukten schadet das im Ei enthaltene Cholesterin nicht.

Von Bedeutung ist die hohe Konzentration an Lezithin, einer Fettsubstanz, die viel Cholin und Inositol enthält, B-Vitamine, die für kräftige Nerven und Konzentrationsvermögen unerläßlich sind. Die beiden Naturstoffe sind an der nervlichen Reizübertragung auch innerhalb der Zellen beteiligt, Cholin ist zusätzlich Rohstoff für den sogenannten Neurotransmitter Acetylcholin, der für Gedächtnis und Denkvermögen wichtig ist. Eine cholinreiche Kost beugt einem Abbau von Dendriten vor, den Nervenverästelungen im Gehirn, somit einem oft altersbedingten Schwund an aktiver Hirnmasse. Inositol und Cholin wirken entspannend und beruhigend auf die Nerven. Cholin hilft auch bei einer optimalen Verdauung, weil es die cholinergen Neuronen im Vagus-Nerv befeuert, einem mächtigen Verdauungsnerv.

Eier sind potente Lebensmittel aus der Gruppe der Super-12 – und ein Schönheitsmittel allererster Güte. Das Vitamin Biotin transportiert den im Eigelb enthaltenen Schwefel unmittelbar in Haut- und Haarzellen, beide Biostoffe sorgen – zusammen mit essentiellen Fettsäuren – dafür, daß die Haut üppig mit Wasser gepolstert bleibt. Ohne die beiden Nährstoffe trocknet die Haut aus, das Haar verliert seinen Glanz und wird brüchig. Schöne, biegsame Nägel benötigen ebenfalls viel Schwefel und Biotin.

Das in Eiern enthaltene Vitamin

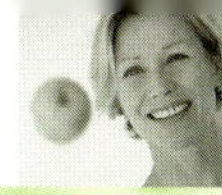

D zählt zu einer Gruppe von Biostoffen, die Wissenschaftler als »Super-Family« bezeichnen, sie stimulieren genetische Vitalimpulse aus dem Zellkern heraus, wirken anregend auf den gesamten Stoffwechsel. Vitamin D aktiviert außerdem den Kalziumeinbau in Knochen, wichtig für ältere und alte Menschen. Ideal ist es, die kalziumreichen Schalen von Bio-Eiern nicht wegzuwerfen, sondern in etwas Es sig aufzulösen und zu essen. Eier sind auch reich an Vitamin A, dem unverzichtbaren Schutzmittel für alle unsere Schleimhäute. Darüber hinaus enthalten sie viel bioaktives Wasser, das die enthaltenen Nährstoffe unmittelbar in die Zellen transportiert, welke, vorzeitig gealterte Körperzellen wieder regeneriert und verjüngt.

Eier als Nahrungsmittel

Eier sollten Sie möglichst im Naturkostladen oder beim Biobauern kaufen. Dann kann man die Schale auch mitessen, sie ist nicht mit Schadstoffen belastet. Eier immer im Kühlschrank aufbewahren. Aufgrund ihrer vielfältigen Eigenschaften sind Eier für die Zubereitung zahlreicher Speisen fast unentbehrlich und dienen beispielsweise als Lockerungs- und Triebmittel für Gebäck, Soufflés, Aufläufe. In Klößen, Hackfleischspeisen, Kuchen, Suppen und Soßen werden sie zum haltgebenden Bindemittel. Mayonnaisen wiederum sind Ei-Öl-Emulsionen.

12) LACHS – Gesundheit aus dem Meer

In den eisigen Meeren nahe der Polarregion fühlt sich der Lachs pudelwohl, schließlich hat ihn die Natur mit reichlich Omega-3-Lipiden ausgestattet, die sein Gefäßsystem vor dem Einfrieren schützen. Diese mehrfach ungesättigten Fettsäuren wirken sich auch in unserem Organismus segensreich aus. Lachs gibt es als Frischfisch ebenso wie als Räucherlachs, importiert aus verschiedenen Ländern. Er ist bedeutender Repräsentant der Gesundheit aus dem Ozean, gesünder als

GUT ZU WISSEN

Lachs und Seelachs

Der atlantische Lachs (zool.: Salmo salar) gehört zu den **Lachsfischen**, die sowohl im Atlantik als auch im Pazifik leben und eigentlich zu den Süßwasserfischen zählen, obwohl sie einen Großteil ihres Lebens im Salzwasser verbringen. Lachse haben einen kleinen Kopf mit spitz zulaufendem Maul. Sie können bis zu 1,5 Meter lang werden und erreichen ein durchschnittliches Gewicht von drei bis vier Kilogramm.

Der Seelachs (zool.: Pollachius virens) hingegen gehört zur Familie der **Dorsche**. Ausgewachsene Seelachse erreichen eine Größe von bis zu 1,2 Meter mit einem Gewicht von bis zu sieben Kilogramm. Der Seelachs kommt im gesamten Nordatlantik, in der nördlichen Nordsee sowie im Skagerrak und Kattegat vor. Im Gegensatz zum Lachs hat der Seelachs ein ausgesprochenes Imageproblem, dabei ist sein weißlichgraues Fleisch sehr delikat und überaus gesund.

Fleisch oder Geflügel. In der Küche läßt er sich zu mannigfaltigen köstlichen Gerichten verarbeiten.

Die Wirkstoffe

Lachsfleisch ist reinstes bioverwertbares Eiweiß. Es enthält sämtliche zwanzig Aminosäuren, davon in reicher Konzentration alle acht der für unseren Stoffwechsel unverzichtbaren essentiellen Eiweißbausteine. Aus denen entstehen schließlich die Zellproteine, mit denen sich unser Gewebe Tag für Tag aufs Neue regeneriert und verjüngt. Unser Bedarf an Eiweiß ist extrem hoch. Um jung und aktiv zu bleiben, müssen 70 Billionen Körperzellen rund um die Uhr mit diesen kostbaren Aminosäuren versorgt werden. Gerade deshalb ist der Lachs ein überaus wertvoller Nährstofflieferant.

Die in diesem Seefisch reich konzentrierten mehrfach ungesättigten Fettsäuren, die sogenannten Omega-3-Fettsäuren, sind ebenfalls begehrtes Lieblingsfutter unserer Körperzellen. Lachs ist auch reich an Spurenelementen wie Jod, Kup-

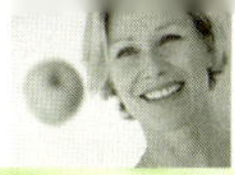

fer und Zink, an Schwefel sowie an den Vitaminen A, B1, B5, B12, Biotin, Cholin und Folsäure.

Gesunder Lachs

Wir Menschen stammen – als Endprodukt biologischer Evolution – aus dem Meer. Deshalb haben unsere Körperflüssigkeiten wie Blut oder Lymphe immer noch denselben Salzgehalt von 0,9 Prozent wie ihn die Ozeane aufweisen. Alle Nahrungsmittel, die unmittelbar aus dem Meer kommen, sind für unser Verdauungssystem, für unseren Stoffwechsel besonders verträglich. Neben Algen, Austern oder Krabben ist es unter den Meeresfischen in idealer Weise der Lachs. Eine 100-Gramm-Portion Lachs enthält bis zu zwanzig Mal mehr an wertvollen Biostoffen als beispielsweise ein entsprechend schweres Schweineschnitzel aus dem Supermarkt.

Unschätzbar ist der Proteinreichtum, Lachs ist ein exzellenter Eiweißspender. Er enthält kaum Kohlenhydrate, sättigt demnach ohne dickzumachen. Vor allem für streßgeplagte Zeitgenossen ist der Lachs ideales Lebensmittel, weil mentaler Streß für die Produktion entsprechender Streßhormone viel Eiweiß aus Blut, Muskeln und Bindegewebe frißt. Nervenstoffe wie

INFO GESUNDHEIT

Heilmittel Lachs

- Vermittelt unserem Gewebe einen frischen Protein-Schub, aktiviert den gesamten Stoffwechsel, wirkt belebend und verjüngend.
- Sättigt ohne viel Kalorien, bringt die Fettschmelze aus überflüssigen Speckdepots in Schwung.
- Aktiviert den Cholesterin-Stoffwechsel, baut Blutfettwerte ab, beugt Arteriosklerose und Herz-Kreislauferkrankungen vor.
- Erfrischt und verjüngt das Gehirn.
- Stimuliert die Schilddrüse zur Synthese ihrer Hormone, die für eine gesunde Stoffwechselrate unverzichtbar sind.
- Hält Schleimhäute und Augen gesund, ebenso wie unsere Haut, Haare und Nägel.

EMPFEHLUNG

Einmal pro Woche – Lachs in den Speiseplan

Diese Super-12-Empfehlung ist der beste Grund, sich mit der berühmten japanischen Sushi-Kultur einzulassen, in der unter anderem auch Lachs zu unheimlich gutschmeckenden und dabei unglaublich gesunden Köstlichkeiten verarbeitet wird. Aber Vorsicht, es könnte zu einer Gewohnheit werden.

Noradrenalin, Dopamin, Serotonin oder Beta-Endorphin, die es uns ermöglichen, Streß optimistisch und in positiver Stimmungslage zu bewältigen, bestehen ausschließlich aus Eiweiß. Lachs ist also bestes Nerven- und Gehirnfutter.

Die reich enthaltenen Omega-3-Fettsäuren halten unseren Fettstoffwechsel in Schwung, helfen überhöhte Cholesterin- und Blutfettwerte abzubauen, beugen einer bedrohlichen Arteriosklerose vor und wirken aktiv bei der Lipolyse mit, der Freisetzung von Triglyzeriden aus den Speckdepots von Bauch und Hüften. Lachs enthält viel Jod, Bestandteil unserer Schilddrüsenhormone, die den Stoffwechsel in Schwung bringen. Außerdem Zink in idealer Balance mit seinem Gegenpart im Stoffwechsel, Kupfer. Zink wird für den Aufbau jugendlichen Bindegewebes benötigt, Kupfer für die Farbgebung von Haut und Haar, beide Spurenelemente für die Produktion von stimmungsaufhellenden Glückshormonen. Der in Lachs enthaltene Schwefel hilft beim Wasserhaushalt unserer Haut, dem Haar vermittelt er seinen Glanz.

Lachs ist außerdem ein bedeutender Vitaminspender. Direkt aus dem Ozean liefert er ein Kombipa-

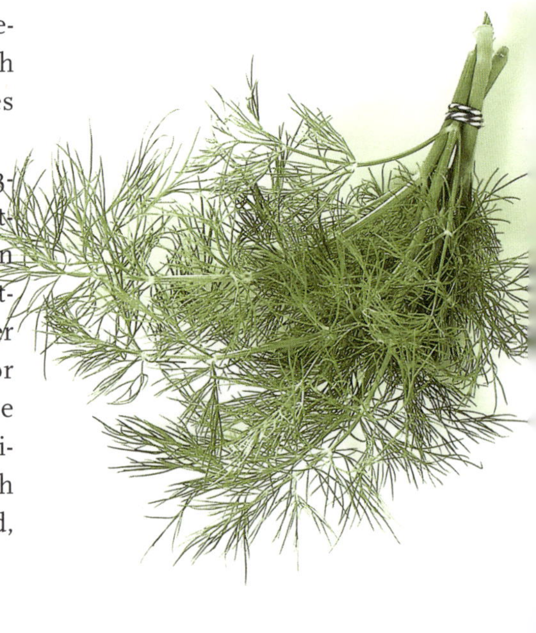

ket wertvoller B-Vitamine, die für unseren Stoffwechsel ebenso gebraucht werden wie für die Verjüngung unserer Zellen und die Zellteilung.

Vitamin A schützt unsere Schleimhäute und hält unsere Augen gesund, Vitamin B1 ist für die Nervenreizübertragung wichtig, zum Beispiel in den Muskeln. Folsäure und Vitamin B12 wirken beim Zellaufbau eng zusammen, Biotin ist unser bestes Schönheitsvitamin für die Haut. Cholin bildet den Rohstoff für Konzentrationsfähigkeit und wirkt beruhigend auf unsere Nerven.

Lachs sollte also auf keinem Speisezettel fehlen. Er schmeckt gebraten oder geräuchert sehr gut und ist ein Garant für eine gesunde Ernährung.

Lachs als Nahrungsmittel

Frischer Lachs läßt sich vielseitig zubereiten – man kann ihn beispielsweise braten, pochieren, räuchern oder beizen –, ist aber nicht überall erhältlich. Der im Handel befindliche Meereslachs aus der Tiefkühltruhe ist ausreichender Ersatz. Bei Räucherlachs sollten Sie darauf achten, daß möglichst kein Zucker oder keine Zuckerersatzstoffe als Geschmacksgeber beigegeben sind. Lachs läßt sich gut zu köstlichen Rohkostplatten garnieren. Lachsfleisch hat eine feste Konsistenz und Beschaffenheit. Entgrätete, zu Tranchen portionierte Lachsfilets lassen sich gut braten. Dazu werden sie am besten gesalzen und in heißem Öl angebraten und anschließend mit etwas frischem Zitronensaft beträufelt.

Die Super-12-Nährstofftabelle

	Olivenöl	Avocado	Tomaten	Kartoffeln	Sojabohnen	Spinat
Menge (g)	100	100	100	100	100	100
Kcal	930	217	20,0	85,0	450	17,5
Eiweiß (g)	0,0	1,9	0,9	2,1	37,0	2,5
Fett (g)	99,6	23,5	0,2	0,11	18,0	0,3
Kohlenhydrate (g)	0,0	0,4	2,6	19,0	27,0	3,4
Kalzium (mg)	1,0	10,0	14,0	9,5	260	130
Phosphor (mg)	1,0	38,0	25,0	50,0	590	55,0
Eisen (mg)	0,1	0,6	0,5	0,8	8,6	4,1
Natrium (mg)	1,0	3,0	6,0	3,2	4,0	65,0
Kalium (mg)	0,0	503	242	440	170	633
Magnesium (mg)	0,0	29,0	13,0	25	250	58,0
Mangan (mg)	0,0	–	0,14	0,15	3,2	76,0
Kupfer (mg)	0,07	–	0,09	0,15	0,11	0,12
Zink (mg)	0,28	0,4	0,2	0,27	1,0	0,6
Jod (mg)	0,005	–	0,002	0,004	–	0,02
Chlorid (mg)	100	–	60,0	45,0	7,0	54,0
Vit. A (µg)	157	12,0	84,0	0,0	–	781
Beta-Karotin (mg)	0,2	0,1	0,130	0,0017	0,063	4,7
Vit. B_1 (mg)	0,0	0,1	0,01	0,11	0,99	0,11
Vit. B_2 i(mg)	0,0	0,2	0,03	0,047	0,52	0,23
Vit. B_6 (mg)	0,0	0,5	0,1	0,21	1,2	0,22
Vit. C (mg)	0,0	13,0	24,5	14,0	0,0	52
Vit. E (mg)	12,1	1,3	0,8	0,09	15,0	1,5
Folsäure (µg)	0,0	30,0	20,0	7,0	2,2	56,0

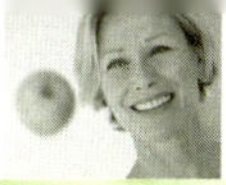

	Äpfel	Zitronen	Dinkel	Joghurt	Eier	Lachs
Menge (g)	100	100	100	100	100	100
Kcal	51,9	30	320	55	159	220
Eiweiß (g)	0,3	0,7	12,0	3,3	12,9	20,0
Fett (g)	0,4	0,6	2,7	2,5	11,7	14,0
Kohlenhydrate (g)	12,0	7,1	62,4	4,5	0,6	–
Kalzium (mg)	7,0	11,0	39,0	120	58,0	13,0
Phosphor (mg)	11,0	16,0	390	92,0	221	270
Eisen (mg)	0,5	0,45	3,0	0,1	2,7	1,0
Natrium (mg)	3,0	2,7	5,0	48,0	127	51,0
Kalium (mg)	140	150	458	160	144	370
Magnesium (mg)	6,4	9,0	155	12,0	13,0	29
Mangan (mg)	0,07	0,04	–	0,003	0,03	0,03
Kupfer (mg)	0,10	0,26	–	0,01	0,05–0,2	0,2
Zink (mg)	0,12	0,20	–	0,38	1,35	0,8
Jod (g)	0,002	0,07	–	0,004	10,0	0,03
Chlorid	2,2	4,5	–	100	–	–
Vit. A (µg)	8,0	0,0	0,0	20,0	202	65,0
Beta-Karotin (mg)	0,01	0,003	–	0,002	–	–
Vit. B_1 (mg)	0,04	0,05	0,16	0,04	0,13	0,17
Vit. B_2 (mg)	0,03	0,02	0,08	0,18	0,35	0,17
Vit. B_6 (mg)	0,1	0,06	0,33	0,046	0,12	0,98
Vit. C (mg)	12,0	53,0	0,0	0,004	0,002	–
Vit. D (mg)	–	–	–	–	0,06	0,02
Vit. E (mg)	0,57	0,04	0,2	0,059	0,8	–
Folsäure (µg)	4,0	6,0	–	0,004	50,0	0,002

SUPER-12-LEBENSMITTEL

Speziell für Frauen

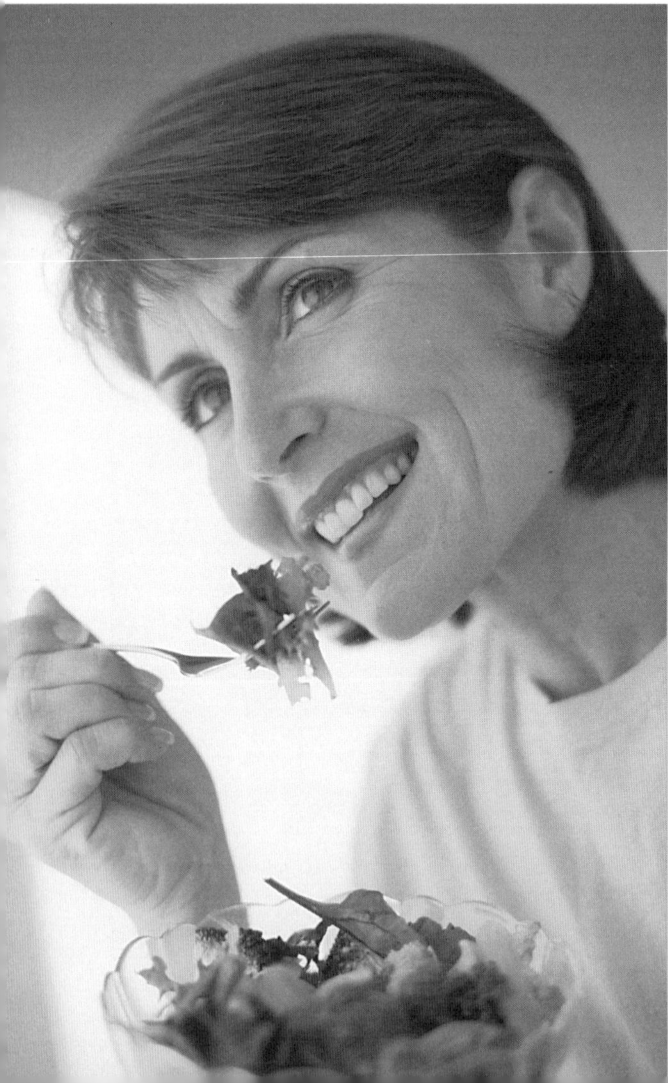

Spätestens von der Menarche, der ersten Regelblutung, bzw. von der Pubertät an haben Mädchen und Frauen ganz andere Nährstoffbedürfnisse und auch eine ganz andere Stoffwechselverwertung als Männer. Deshalb sollten sich Frauen ihren Bedürfnissen entsprechend ernähren.

»

Die meiste Frauen setzen mehr Fett an – und werden Übergewicht weniger leicht los als Männer. PMS (das Prämenstruelle Syndrom), Regelzyklen, Wechseljahre, Menopause und Osteoporose (Knochenschwund) belasten den weiblichen Organismus. Die gute Nachricht: Bestimmte Super-12-Lebensmittel beugen Problemen vor, vermitteln Lebensfreude und körperliche Fitneß.

Ärger mit dem Körpergewicht

Damit Babys im Mutterleib schön gepolstert und geschützt heranwachsen dürfen, hat die Natur es so eingerichtet, daß Mädchen schon früh mehr Fett ansetzen als Jungen, nämlich bis zur Pubertät etwa doppelt so viel. Die Menarche, die erste Regelblutung, tritt meist erst auf, wenn der weibliche Körper eine bestimmte Fettkonzentration aufweist. Deshalb dauert es bei superdünnen Ballettänzerinnen oder Ausdauersportlerinnen (wie z. B. Marathonläuferinnen) oft lange, ehe sie ihre erste Periode haben. Ähnliches gilt für Anorexie-Patientinnen, also für magersüchtige Mädchen.

Jeder Schokoriegel oder Hamburger, jede Portion Pommes mit Mayonnaise, jede Wurstsemmel, Limo oder Cola stimuliert bei Mädchen und Frauen die Lipogenese (den Fetteinbau) bis zu vier Mal aktiver als bei ihren männlichen Zeitgenossen. Weil Frauen streß- und ernährungsbedingt oft niedrigere Blutzuckerkonzentrationen haben als Männer, greifen sie häufiger zu süßen Naschereien, die dick machen. Wenn die »Einbahnstraße Fett« aus dem Darm übers Blut, die Leber und in die Fettzellen erst mal steht, wird jedes Nußhörnchen, jede Praline, jedes Gläschen Likör und jede Rumtrüffel zum potenten Dickmacher.

Schlankheitstips für Frauen

Der weibliche Gynoid-Typ ist genetisch bedingt. Der so genannte Android- oder Apfel-Typus männli-

INFO GESUNDHEIT

Warum kann ich nicht abnehmen?

- So oder ähnlich lautet der Seufzer mancher Übergewichtigen, die schon lange aufs Mittagessen verzichtet und sogar wieder mit dem Rauchen angefangen hat, um die lästig-verhassten Schwabbelpfunde an Bauch, Hüften, Po und Oberschenkeln endlich für immer loszuwerden.
- Verantwortlich sind Adipozyten (Fettzellen) im sogenannten Gluteal- und Femoral-Bereich, die ab etwa einer Handbreit unterm Bauchnabel konzentriert sind, vorwiegend an Schenkeln und Gesäß (Männer reichern überflüssigen Speck eher im Oberbauchbereich an). Dieser Typus von Übergewicht bzw. Fettleibigkeit wird von Wissenschaftlern auch als Gynoid-Typ oder als Birnen-Typ bezeichnet. Hier regieren alpha-2-Rezeptoren an der Außenhaut der Fettzellen, das sind winzige Türchen, über die Fett ins Speckgewebe eingebaut wird.
- Männer haben in ihrem Unterhautgewebe und im Oberbauchbereich vorwiegend sogenannte beta-adrenerge Rezeptoren, die ganz anders auf Streßeinwirkung reagieren. Streßhormone stimulieren hier ein gewaltiges Potenzial von Dienermolekülen, die Fettmoleküle (Triglyzeride) freisetzen – ein Grund dafür, weshalb Männer ihren Depotspeck meist schneller loswerden als Frauen.

cher Fettleibigkeit birgt allerdings größere Risiken für erhöhte Cholesterin- und Blutfettwerte, Diabetes, Bluthochdruck und Insulin-Resistenz. Der Grund: Besonders die Fettzellen in tiefer gelegenem Fettgewebe um die Eingeweide sind äußerst stoffwechselaktiv. Nach Stimulierung durch Adrenalin geben sie freie Fettsäuren ins Blut ab, wodurch Blutfettwerte oft bedenklich rasch ansteigen.

Frauen setzen Depot-Triglyzeride aus ihren glutealen und femoralen Speckdepots nicht so massiv frei, dafür ist ihr Risiko, zu hohe Blutfettwerte aufzubauen im allgemeinen geringer. Aber sie schmelzen ihre Schwabbelposter schwerer ab – selbst bei intensiven Diät- und

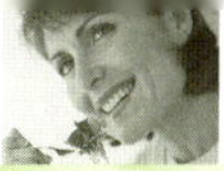

Trainingsprogrammen. Bestimmte Super-12-Lebensmittel wirken jedoch gezielt auf einen Abbau von weiblichem Gynoid-Fett im Bereich des Gluteal- und Femoral-Gewebes.

Beste Schlankmacher sind die Ballaststoffe in Äpfeln und Dinkel, beide Lebensmittel sollten daher reichlich auf den Tisch. Pektine in Äpfeln sind große Polysaccharide (Kohlenhydratmoleküle), die in Wasser löslich sind, deshalb fett- und cholesterinreiche Verdauungssäfte binden und über eine rasche Darmpassage und den Stuhl ausscheiden. Dadurch wird der Einbau neuer Triglyzeride in den Depotspeck gebremst, die Fettfreisetzung erleichtert.

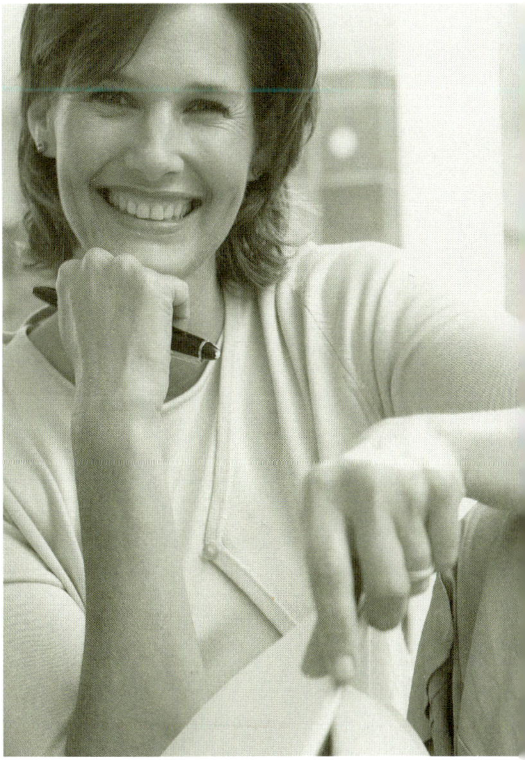

Gesunde Ernährung mit den Super-12-Lebensmitteln ist auch angepaßt an spezielle Frauenbedürfnisse.

Dinkel ist der Favorit

Dinkel ist gar eine Ausnahmeerscheinung unter den Schlankmachern. Das Korn hat eine besonders dicke Schale, die noch dazu extrem saugfähig ist. Dies hat die Natur so eingerichtet, damit der Keimling seine Reifestoffe besonders kräftig entfalten kann. Dinkel bindet somit Gallensalze, Cholesterin und Fett im Darm, ist gleichzeitig idealer Blutzuckerlieferant für lipolytische (fettverbrennende) Prozesse im Stoffwechsel.

Da freuen sich alle Pasta-Fans.

Dinkel-Spaghetti schmecken nämlich genau so gut und sind dabei viel gesünder als die gewohnten nährstoffarmen Nudeln.

Zum Frühstück also ein Apfelmüsli, nachmittags noch einmal ein Apfel als Snack gegen den kleinen Hunger. Damit haben Frauen schon viel fürs Fatburning getan. Zusätzlich ganz einfach helle Mehlprodukte wie Brötchen, Brot, Nudeln usw. durch Dinkelprodukte ersetzen. Das Getreide wird bei uns immer populärer, auch Supermärkte bieten inzwischen eine reiche Auswahl an.

PMS – die schweren Tage vor der Regel

Die Menstruation, monatliche Regelblutung oder Periode, kündigt sich mit dramatischen Veränderungen im weiblichen Körper an – endogenem Streß, den man mit schweren körperlichen und seelischen Strapazen, wie etwa einem Marathonlauf vergleichen kann. Und weil jede Form von Streß einen zusätzlichen Nährstoffbedarf auslöst, und sei es nur Einkaufen gehen, Fenster putzen oder Büroarbeit am Bildschirm, kann man sich ausmalen, dass die Menstruation einen beträchtlichen Tribut und einen enormen Zusatzbedarf an speziellen Wirkstoffen für den Stoffwechsel bedeutet. Dabei belastet nicht die Periode allein, hormonelle Umwälzungen beginnen schon etliche Tage vor der Monatsregel.

Die Menstruation ist Teil der Regelzyklen, die eine Frau auf eine mögliche Schwangerschaft vorbereiten. Durchschnittliche Dauer des Menstruationszyklus: 28 Tage, beteiligt sind Gehirn, Hirnanhangdrüse, Gebärmutter, Eierstöcke, Eileiter und Vagina.

Die Hormone FSH (Follikel stimulierendes Hormon) und LH (luteinisierendes Hormon) steuern die Monatsregel sowie die Produktion wichtiger weiblicher Hormone wie Östrogen und Progesteron.

Es kommt zur Eireife und zum Transport des Eies durch den Eileiter in die Gebärmutter. Hier kann das Ei durch eine Sperma-Zelle befruchtet werden. Der gesamte Vorgang der Menstruation führt bei manchen Frauen zu einer oft schwer erträglichen Belastung.

In dieser Zeit sollten sich Frauen Ruhe gönnen und Streß vermeiden.

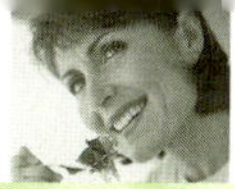

GUT ZU WISSEN

Mögliche PMS-Symptome
- Müdigkeit
- Schlafstörungen
- Appetitmangel oder auch Heißhunger auf Süßes
- Kopfschmerzen
- depressive Verstimmungen, Gereiztheit
- Konzentrationsmangel
- Gelenk- und Muskelschmerzen
- Schwellungen und Spannungsgefühle der Brust
- Herzjagen
- geschwollene Hände oder Füße
- Verstopfung

Hilfe bei PMS

Die körperlichen und seelischen Umwälzungen vor und während der Monatsregel sind individuell verschieden, also auch von unterschiedlichen Symptomen begleitet. Demnach gibt es keine Behandlung, die für alle betroffenen Frauen gleichermaßen anwendbar wäre. Gesunde Lebensweise trägt meist zu einer milderen Symptomatik bei:

- ausreichend Schlaf bzw. Ruhe- und Entspannungsphasen,
- regelmäßige kurze Fitneßübungen wie z. B. täglich zweimal fünf oder zehn Minuten Jazzdance, Aerobic, Stretching, Yoga, Joggen, Walking, Radfahren usw.
- auf Genußgifte wie Zigaretten, Alkohol, Kaffee verzichten,

Bei schmerzhaften oder belastenden Begleiterscheinungen wird der Arzt oder die Ärztin möglicherweise eine Hormon- bzw. Medikamentenbehandlung einleiten, so etwa mit Anti-Baby-Pillen oder Antidepressiva.

Sie können auch Empfehlungen geben, welche rezeptfreien Arzneimittel man in der Apotheke kaufen kann. Dies sind in der Regel dann oft Schmerzmittel, Antidiuretika (wasserausscheidende Mittel) oder Antihistaminika (entzündungshemmende Mittel).

In der Naturheilkunde hat sich die Heilpflanze Mönchspfeffer bewährt. Er beeinflußt die Steuerung von Hormondrüsen. Bei Stimmungsschwankungen helfen Johanniskraut und Melisse.

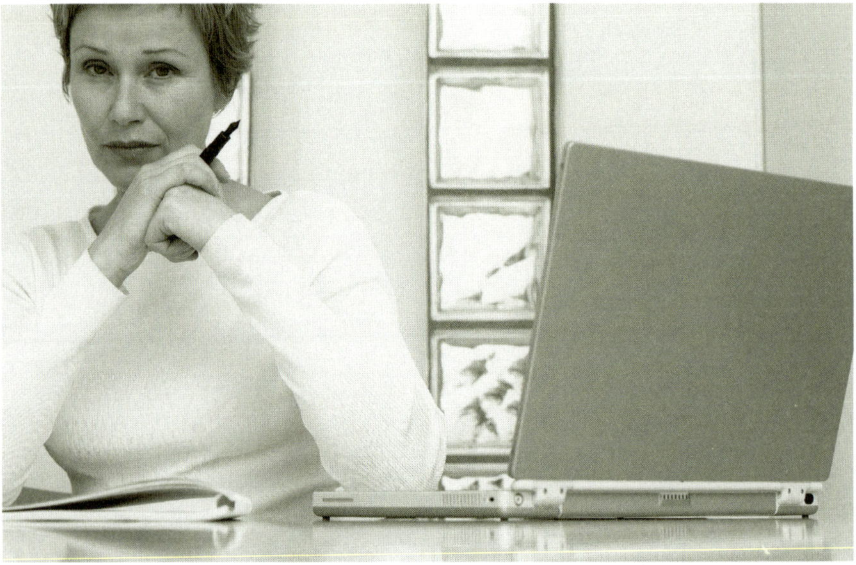

Gegen PMS-Symptome gibt es keine einheitliche Behandlung. Eine gesunde Lebensweise hilft die Beschwerden zu lindern.

Super-12-Lebensmittel lindern Symptome

Die besten entwässernden und entzündungshemmenden Wirkstoffe liefert freilich die Natur aus ihrer unvergleichlichen Apotheke. Mit einem positiven Unterschied: Diuretika aus der Apotheke schwemmen nämlich überflüssiges Gewebswasser über Nieren und Blasen aus. Dorthin gehört es aber meist gar nicht, sondern es gehört aus der sogenannten extrazellulären Flüssigkeit in die Körperzellen hinein. Die sind nämlich oft ausgetrocknet, deshalb welk, und ihr Stoffwechsel dümpelt lediglich dahin. Körperzellen sehnen sich nach dem reichlich vorhandenen Wasser außerhalb ihrer zarten Schutzhäutchen. So gerne würden sie es in sich aufsaugen, um ihren Stoffwechsel wieder in Schwung zu bringen und zu verjüngen. Doch leider: Chemische Entwässerungsmittel rauben ihnen die kostbare lebensspendende Flüssigkeit.

Doch gottlob gibt es ja noch Kalium, das Mineral, das die Natur extra für diese speziellen Zwecke verwendet. Es pumpt Wasser aus dem Überfluss außerhalb der Zellen in die Zellen hinein und erfrischt und verjüngt sie auf diese Weise. Nicht anders wie Regen, der auf ausgetrocknetes Erdreich fällt und ein schon fast verdorrtes Blümlein wieder üppig-jung macht und aufblühen lässt. Enthalten ist Kalium besonders hochkonzentriert in Super-12-Lebensmitteln wie Kartoffeln, Tomaten, Spinat und Äpfeln.

Das beste natürliche Antihistaminikum ist Vitamin C, besonders reich im Fruchtfleisch von Zitronen enthalten. Den Saft auspressen und trinken. Nicht erhitzen, das Vitamin ist extrem empfindlich, wird leicht durch Hitze zerstört. Ebenfalls empfehlenswert: Fleisch durch Tofu-Produkte ersetzen, die in etwa ebenso reich an Proteinen sind. Dadurch nimmt man wertvolle ungesättigte Fettsäuren zu sich, die PMS-Symptome lindern können, im Gegensatz zu Fettsäuren, die in Fleisch oder Wurst enthalten sind.

Menopause und Osteoporose

Dies sind zwei Begriffe, die meist in einem Atemzug genannt werden. Dies muß aber nicht so sein,

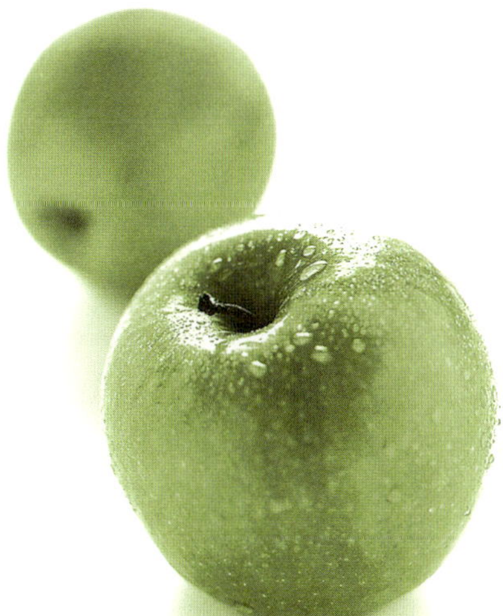

Frauen können bis ins hohe Alter ihre festen Knochen behalten. Entscheidend dafür sind Belastung des Skeletts und eine Ernährung, die reich an dem Knochenmineral Kalzium ist. Zuwenig Bewegung und Fehlernährung führen andererseits dazu, daß Frauen nach der Menopause, der letzten Menstruation,

INFO GESUNDHEIT

Auch Knochenzellen haben Hunger

- Unser Skelett formt sich aus 215 Knochen, die vorwiegend aus Hydroxylapatit bestehen, einer festen Mischung aus Kalzium und Phosphaten. Diese Knochen sind nie gleich fest, ihr Zustand verändert sich täglich oder gar stündlich, je nachdem, wie sehr sie belastet sind und womit wir uns ernähren.
- So genannte Osteoblasten scheiden eine mineralstoffreiche Grundsubstanz aus, die zu belastbarer Knochen-Matrix umgebaut wird. Osteoklasten hingegen haben von der Natur den Auftrag erhalten, verbrauchte Knochenmasse abzubauen. Für die Regenerierung und Verjüngung unseres Skeletts ist dies ganz besonders wichtig.
- Ein Defizit an Vitamin D und Östrogen verschiebt das Gleichgewicht dieser beiden Zelltypen im Knochengerüst, zwischen Aufbau- und Abbauzellen. Die Knochen werden mit der Zeit porös. Eine gesunde und natürliche Balance läßt sich jedoch wieder herstellen.
- Kalzium-Tabletten aus der Apotheke sind freilich wenig empfehlenswert. Sie stören die fein abgestimmte Relation der Knochen-Mineralien Kalzium und Phosphor sowie auch von Magnesium. Besser ist es, sich die Arzneimittel für ein festes Skelett unmittelbar aus der Natur zu holen.

pro Jahr bis zu zwei Prozent und mehr ihrer Knochenmasse verlieren. In Deutschland kommt es pro Jahr zu mehreren hunderttausend Osteoporose-bedingten Knochenbrüchen.

Vor, während und nach dem Klimakterium, den Wechseljahren, versiegt allmählich die Produktion des Steroid-Hormons Östrogen, das den Kalzium-Stoffwechsel aktiviert und gleichzeitig den Abbau von Knochenmasse hemmt. Betroffene Frauen scheiden oft morgens viel Kalzium mit dem Urin aus. Außerdem läßt mit zunehmendem Alter in Hautzellen die Synthese von Vitamin D nach, als Folge davon wird aus dem Darm weniger Knochen-Kalzium resorbiert.

Sonne, Joghurt & Tofu

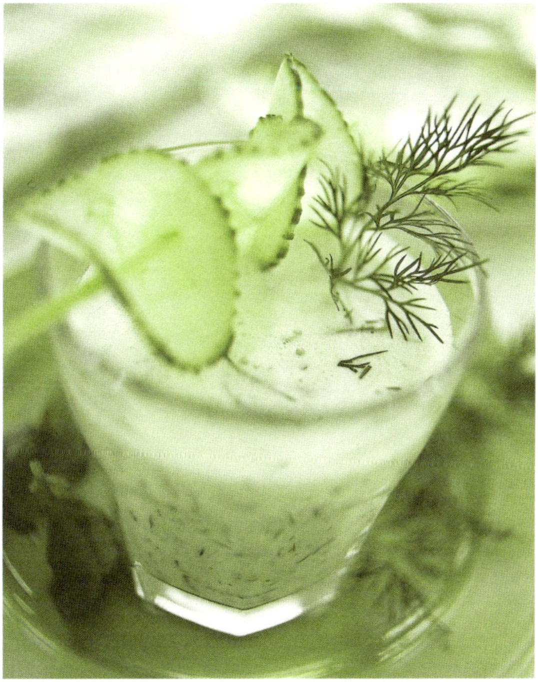

Am besten Dr. Natur um Hilfe bitten. Der weiß schließlich am allerbesten, was sich unsere kleinen, tüchtigen Knochenzellen wünschen.

Sonne: Deren Strahlen können wir kostenlos anzapfen, sie stehen reichlich zum Nulltarif zur Verfügung. Über diese Photonen beherrscht die Sonne übrigens aus 150 Millionen Kilometer Entfernung unseren Stoffwechsel. Acht Minuten Weltallreise benötigen sie bis zur Landung auf unseren Hautzellen, die daraufhin unverzüglich mit der Produktion des Hormonvitamins D beginnen. Diese Moleküle erreichen über die Blutbahn alle Körperzellen, schlüpfen auch gleich in die Zellkerne hinein und aktivieren von hier aus genetische Vitalimpulse wie z. B. auch das Wachstum der Knochen. Außerdem kurbeln sie gleichzeitig die Kalzium-Aufnahme der Knochenzellen an. Deshalb gilt: raus in die Sonne oder ans helle Tageslicht.

Joghurt: Wie alle anderen Milchprodukte ist auch das Super-12-Lebensmittel Joghurt ein exzellenter Kalzium-Lieferant für die Osteoblasten, die diesen Knochenrohstoff bestens verarbeiten können. Empfehlenswert ist Bio-Joghurt aus dem Naturkostladen. Man kann ihn pur aus dem Glas löffeln, für Soßen oder Dressings, leckere Fruchtdesserts oder auch als Grundlage für gesunde Müslis verwenden.

Tofu: Warum leiden asiatische Frauen, wie z. B. die Japanerinnen, weniger häufig unter Osteoporose als die Frauen in Mitteleuropa? Stimmt: Weil Tofu-Produkte reich an so genannten Phyto-Östrogenen sind, die versiegende Östrogen-Werte im Blut teilweise ausgleichen können. Das Prinzip ist ganz einfach: Fleisch durch Tofu ersetzen, das man als Schnitzel, Bällchen, Gulasch ebenso pikant würzen kann wie als Brotaufstrich. Tofu ist einer der Stars aus der Super-12-Liste, enorm vielseitig verwendbar und auf vielerlei Weise kerngesund.

GUT ZU WISSEN

Lieblingsspeise unserer Knochen und Zähne ist Kalzium. Wenn dieses Mineral in der Nahrung fehlt, kränkelt das Gebiß, und Knochen werden alt und spröde. Ideale Quelle: Bio-Joghurt. Dieses vielseitig verwendbare Super-12-Lebensmittel sollte im Kühlschrank nie fehlen.

Warum Belastung so wichtig ist

Wenn das Skelett nicht belastet wird, verkümmert der Knochenstoffwechsel, die Relation von Zellenaufbau- und abbau verschiebt sich zu Ungunsten des Skeletts, und immer mehr kostbares Kalzium wird aus dem Körper ausgeschieden. Viele ältere oder alte Frauen bewegen sich immer weniger, oft überhaupt nicht mehr, auch aus Angst zu stürzen und sich einen Knochenbruch zuzuziehen.

Große sportliche Leistungen erwarten Knochen und Gelenke nicht. Mini-Übungen reichen meist schon, so z. B. Rumpfbeugen, vier oder fünf Kniebeugen, eine kurze Fahrt mit dem Fahrrad oder eine stramme Wanderung um ein paar Häuserblocks herum. Ideal: Treppen grundsätzlich zu Fuß besteigen, Rolltreppen und Aufzüge nur abwärts benutzen. Empfehlenswert ist auch der neue Modesport Nordic Walking, das forsche Wandern mit Stöcken. Da werden nicht nur die Beinknochen gekräftigt, sondern das gesamte Skelett. Knochendichte läßt sich übrigens vom Orthopäden

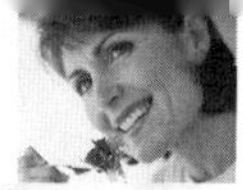

INFO GESUNDHEIT

Wenn Nährstoffe fehlen ...

... schrillen in unserem Organismus die Alarmsirenen. Nicht anders als bei allen Tieren und Pflanzen bemüht sich der Stoffwechsel dann, mit einem Sparprogramm über die Runden zu kommen:

- Wichtiges Biomaterial wie Eiweißbausteine, Glukose, Fettsäuren, Mineralien usw. wird bevorzugt an lebenserhaltende Organe geliefert, wie z. B. Herz, Nieren, Leber usw. Die Hautzellen oder Wachstumszellen der Haarzwiebeln in der Kopfhaut gehen leer aus.
- Was sich schlimmer auswirkt: Wertvolle Biostoffe werden mehr und mehr aus den Reserven in Haut, Bindegewebe usw. abgezogen und für lebenserhaltende Funktionen aufgebraucht. Da tickt die Altersuhr um einiges schneller ...

Dahinter steckt das Gesetz, daß der Natur Schönheit weniger wichtig ist, wenn es ums Überleben geht. Der lebensspendende Stoffwechsel muß erhalten werden – auf Kosten der Haut, Haare oder Nägel. Dies ist der Grund, weshalb viele Menschen, die sich über Jahre hinweg ungesund ernähren, mit ihrem äußeren Erscheinungsbild unzufrieden sind.

gut messen. Da freut man sich, wenn der anerkennend verkündet: »Hoppla, Ihre Knochen sind um einiges fester geworden ...«

Schön von innen

Männer und Frauen gehören zwar beide gleichermaßen der Spezies Mensch an, sind aber doch recht unterschiedliche Wesen, und dies nicht nur ihrem äußeren Erscheinungsbild nach. Der weibliche Körper ist anders aufgebaut und hat ganz andere Nährstoffbedürfnisse als jener des männlichen Geschlechts. So bedeuten beispielsweise 50 Mikrogramm des B-Vitamins Folsäure für Frauen eine

INFO GESUNDHEIT

Super-12-Schönheit

- Dinkel: Beim Einkaufen diesem kostbaren Getreide den Vorzug geben, z. B. vor Weizen oder Roggen. Es ist reich an typischen »Frauenstoffen«, wie ungesättigten Fettsäuren, Zink und Glukose. Naturkostläden und Supermärkte bieten Dinkelnudeln an, die genauso gut schmecken, aber viel gesünder sind als z. B. die gewohnten Weizen-Spaghetti.
- Tofu: idealer Fleischersatz, reich an Lezithin und ungesättigten Fettsäuren, Eiweiß, Vitaminen und Mineralstoffen, die unsere Haut polstern und geschmeidig machen, dem Haar Glanz und den Nägeln Biegsamkeit verleihen.
- Zitronen: Vitamin-C-Mangel ist Modekrankheit bei streßgeplagten Frauen, egal ob im Büro oder daheim im Haushalt. Deshalb in der Küche so oft wie möglich Zitronen verwenden, bei der Herstellung von Dressings, Säften usw. Vitamin C ist wichtiger Rohstoff für verjüngendes Kollagen.
- Lachs: zweimal pro Woche eine Scheibe Lachs (z. B. zum Abendessen oder auch als Zwischen-Snack) spendet dem Stoffwechsel reichlich Omega-3-Fettsäuren, auf die Hautzellen oft sehnsüchtig warten. Mit ihrer Hilfe kann die Haut Wasser speichern, Feuchtigkeitscremes werden überflüssig.

andere Quantität als für Männer. Täglich zwölf Milligramm Eisen mögen für den männlichen Stoffwechsel ausreichen, sind aber für Frauen wahrscheinlich viel zu wenig. Oder anders ausgedrückt: An manchen Tagen reicht eine solche Portion an diesem Spurenelement aus, an anderen Tagen aber bei weitem nicht.

Nur junge Haut ist schön

Dabei spielen für die Natur nicht die Kalenderjahre eine Rolle, sondern der jugendliche Zustand der Hautzellen. Alles, was unversehrt und üppig genährt ist, gilt für Frau Dr. Natur als jung. Hingegen sind

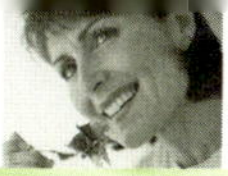

Hautzellen, die jahraus, jahrein mit ein paar Bröseln von Vitaminen und Spurenelementen gerade noch am Leben erhalten werden, welk und alt. Schönheit läßt sich eben nicht von außen mit Feuchtigkeitscremes in die Haut hineinpressen, sondern sie muß von innen kommen – aus dem Stoffwechsel. Dasselbe gilt natürlich für die Haare und für die Nägel. Eine Mangelversorgung der Keratinozyten, jener Zellen, die Haut, Haare und Nägel wachsen lassen, führt zu Hauttrockenheit, Entzündungen, Spliß, Haarausfall usw. Wenn das stützende Bindegewebe unterversorgt ist, sind Falten, Runzeln, Krähenfüße zwangsläufig die Folge.

Ein Frauenproblem

PMS, Menopause, Klimakterium, die oft selbst auferlegte Bürde der alleinigen, uneingeschränkten Verantwortung und Fürsorge für alle Familienmitglieder, sozialer und beruflicher Streß führen dazu, daß der weibliche Organismus meist weit mehr ausgeplündert wird als der von Männern. Eine besondere Rolle spielen dabei alle Stoffe, die bei mentalem Streß verheizt werden. Dazu gehören in erster Linie ungesättigte Fettsäuren, die für die feinen Schutzhäutchen der Gehirn- und Nervenzellen ebenso benötigt werden wie als Abdichtung von Hautzellen. Kummer, Sorgen, Konflikte führen oft rasch zu Hautsymptomen. Die sogenannte Permeabilität der Hautzellen – Ihre Durchlaßfähigkeit nur für bestimmte Stoffe – wird gestört, sie werden durchlässig und verlieren ihr kostbares Zellwasser und die Haut damit ihr jugendlich-üppiges Erscheinungsbild.

Streß und Frauenleiden fressen auch Eiweiß aus dem Bindegewebe. Die Folge: der Haut, dem Haar und den Nägeln fehlen Aminosäuren (Eiweißbausteine) als Rohstoff für Keratin, den wichtigen Hornstoff. Es kommt zu Haarausfall, Nägel werden brüchig, Hautschuppen bilden sich. Außerdem beansprucht der weibliche Stoffwechsel zeitweise oder ständig einen Extrabedarf an Vitaminen und Spurenelementen aus den eigenen Gewebedepots.

VORBEUGEN & HEILEN: Die 20 häufigsten Familienkrankheiten

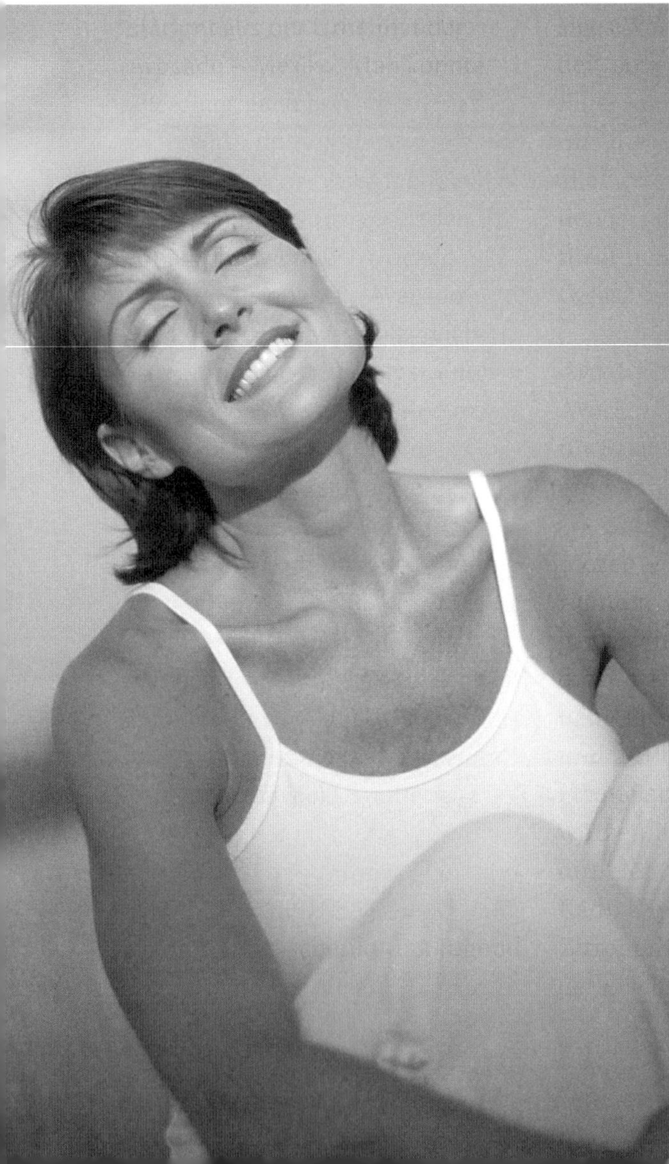

Die Super-12-Lebensmittel sind selbst so etwas wie Arzneimittel aus der unübertroffenen Apotheke der Natur. Auf den folgenden Seiten erfahren Sie, wie Sie Ihr Immunsystem und Ihre Gesundheit mit Hilfe potenter, heilwirksamer Naturprodukte kräftigen, um jung, aktiv und leistungsfähig zu bleiben.

>>

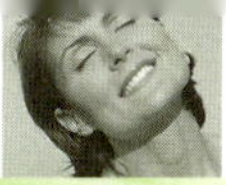

Man muß nicht gleich chemisch definierte Arzneimittel aus der Apotheke besorgen, wenn Familienmitglieder unter kleinen Wehwehchen leiden, wie zum Beispiel Durchfall, Zahnfleischbluten, Hautproblemen oder Sehschwäche. Oft hilft auch eine Kombination naturbelassener Lebensmittel, deren Wirkstoffe gezielt einwirken, Befindlichkeitsstörungen und Beschwerden vorbeugen und heilen.

Ein guter Hausarzt wird Ihnen schon das eine oder andere Hausmittel empfohlen haben. Die Hälfte aller Medikamente sind ohnehin natürlichen Vorbildern abgeguckt, oder ihre Wirkstoffe werden unmittelbar aus Pflanzen extrahiert. Diese produzieren nämlich selbst in ihrem Stoffwechsel Arzneien zum Schutz gegen Krankheitserreger aller Art. Bestes Beispiel: Vitamin C, in Zitronen, Äpfeln usw. enthalten, schützt und festigt die empfindlichen Venen der Pflanzen, mit denen sie ihr lebenswichtiges Nährwasser aus dem Erdreich saugen. Wenn Tiere in freier Natur krank werden, suchen sie instinktiv nach speziellen Nahrungsmitteln, um zum Beispiel Infektionen oder Verletzungen auszukurieren.

INFO GESUNDHEIT

Vergessen Sie nicht, daß die Ursachen für starke, länger anhaltende oder wiederholt auftretende Beschwerden **immer** durch den Arzt geklärt werden müssen. Schieben Sie so etwas nicht vor sich her. Gerade die schweren Krankheiten lassen sich am besten in einem frühen Stadium heilen oder wenigstens behandeln. Nehmen Sie regelmäßig an Vorsorgeuntersuchungen teil.

Blähungen

Was sind Blähungen?
Aufblähungen und Dehnungen des Magen-Darm-Trakts durch Darmgase.

Welche Symptome treten auf?
Blähbauch, Abgang von Winden, Darmkollern, Darmkrämpfe.

Welche möglichen Ursachen gibt es? Übermäßiges Luftschlucken, zum Beispiel durch gewohnheitsmäßiges Rülpsen, der Genuß blähender Speisen wie Hülsenfrüchten, Brokkoli, Kohl, Auberginen, bestimmter Schwarzbrotsorten sowie möglicherweise Milch und Milchprodukte. Auch ein Mangel an Magensäure kann Blähungen verursachen, Speisen werden nicht restlos verdaut. Die Folge: Die Nahrungsreste werden im Dickdarm durch Bakterien verdaut, wobei Gase entstehen.

GUT ZU WISSEN

Krankheitssymptome sind Warnsignale unseres Körpers, denen wir immer Beachtung schenken sollten. Glücklichweise sind wir deshalb nicht unbedingt gleich todkrank, aber auch ein permanentes leichtes Sichschlechtfühlen lindert die Lebensqualität erheblich. Zusätzlich zum Super-12-Programm hier noch ein paar weitere Ratschläge, um Krankheiten vorzubeugen und bestehende Leiden zu mindern:

- Betrachten Sie Ihren Körper als etwas, das Zuwendung und liebevollen Umgang verdient.
- Versuchen Sie mit Optimismus durch das Leben zu gehen, aber verleugnen Sie Ihre Ängste und Sorgen nicht.
- Wenn Ihnen etwas auf der Seele lastet, suchen Sie sich Hilfe.
- Finden Sie die zu Ihnen passende Balance zwischen immer neuen Aufgaben und Herausforderungen einerseits und den Momenten von innerer Einkehr und Besinnung.
- Egal ob Sie in der Großstadt oder auf dem Dorf leben, knüpfen und pflegen Sie Ihre sozialen Netze. Übernehmen Sie soziale Verantwortung.
- Bewegen Sie sich. Egal ob im Fitneßclub, im Sportverein, beim Waldspaziergang oder beim Tanztee. Lassen Sie Fahrstühle und Rolltreppen links liegen, gehen Sie zu Fuß, wann immer es geht, finden Sie Gründe, täglich mindestens 5 km zurückzulegen, das in unserem genetischen Erbe angelegte Laufminimum für langwährende Gesundheit und Fitneß
- Leben Sie genußvoll.

Was kann ich dagegen tun?
Verzichten Sie auf blähende Speisen. Die Kost sollte nicht zu ballaststoffreich sein, also nicht zu reich an Vollkornprodukten, Bohnen, Erbsen, Kohl usw. Körperliche Bewegung führt zu einer rascheren Darmpassage und kann Abhilfe schaffen. Ebenso das Essen von Obst oder Trinken von Fruchtsaft.

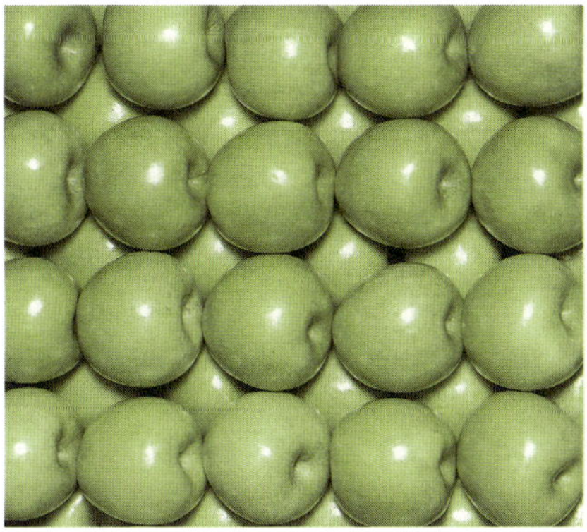

➤ ***Super-12-Lebensmittel, die helfen: Zitronen, Äpfel, Avocado, Tomaten***

Durchblutungsstörungen

Was sind Durchblutungsstörungen?
Störungen der Blutzufuhr durch die Arterien oder der Blutabfuhr durch die Venen.

Welche Symptome treten auf?
Kalte Gliedmaßen, Kältegefühl, Schwindelgefühl, Konzentrationsschwäche, Herzbeschwerden, Antriebsschwäche, Krampfadern.

Welche möglichen Ursachen gibt es?
Sowohl krankhaft erweiterte Venen als auch verengte Arterien können den Blutfluß hemmen. Fehlernährung mit einem Mangel an frischem Obst und Gemüse führt zu einem Defizit an Vitamin C in Venenwänden, die dadurch schwach und porös werden und sich weiten, so daß Blut in diesen Adern versackt, die zum Herzen zurückführen. Salz erhöht die Gefäßwandspannung und verengt die Arterien, ebenso wie Kaffee, Nikotin oder Streß.

Was kann ich dagegen tun?
Gesunde Kost mit frischen Früchten, mit Salat, Rohkost und Gemüse. Besonders reich an Vitamin C sind Zitronen und andere Südfrüchte, Kiwi, Äpfel, Beeren sowie

auch Tomaten, Grüngemüse, Sellerie und Karotten. Besonders gefäßkräftigend ist Buchweizen mit seinem hohen Anteil an dem Pflanzenschutzstoff Rutin, einem Bioflavonoid.

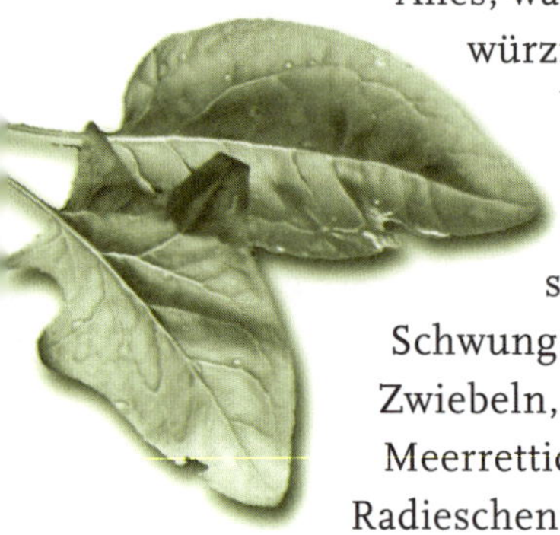

Alles, was scharf und würzig schmeckt, bringt die Durchblutung zusätzlich in Schwung: Knoblauch, Zwiebeln, Paprika, Meerrettich, Rettich, Radieschen, Ketchup, Senf, Pfeffer, Curry und andere Gewürze.

➤ ***Super-12-Lebensmittel, die helfen: Spinat, Tomaten, Zitronen, Äpfel***

Durchfall

Was ist Durchfall?
Häufiger, wäßriger, ungeformter Stuhl.

Welche Symptome treten auf?
Darmschmerzen, Darmkrämpfe, häufiger, unregelmäßiger, oft akut auftretender Stuhldrang. Weitere Begleiterscheinungen: Blähungen, Darmkollern.

Welche möglichen Ursachen gibt es?
Durchfall ist keine Krankheit an sich, sondern tritt zum Beispiel in Folge von Infektionen, Dünndarmentzündungen, Streß, Aufregungen auf. Bestimmte Lebensmittel wie Pflaumen oder Bohnen können ebenso Durchfall verursachen wie Zigarettenrauchen oder Alkoholgenuß. Häufige Ursachen sind Lebensmittelvergiftungen oder auch Allergien nach dem Verzehr von Eiern, Fleisch, Milch, Fisch. In jedem Fall versucht der Organismus, durch das Einschießen von viel Wasser in den Darmtrakt Krankheitserreger wie Toxine (Gifte), Pilze, Bakterien usw. über den Stuhl rasch auszuschwemmen.

Was kann ich dagegen tun?
Bei Darmkrämpfen können heiße Kompressen, eine Wärmflasche oder Heizdecke Linderung verschaffen, bei auftretender Übelkeit das Lutschen von Eiswürfeln. Eine Kost aus Kartoffeln, Spinat, Naturreis, Eiern oder gekochtem Müsli normalisiert in den meisten Fällen

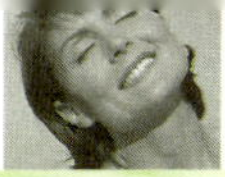

Darmpassage und Stuhlgang. Den Flüssigkeitsverlust am besten mit Kräutertee oder klarer Fleischbrühe ausgleichen. Wenn mit anhaltendem Durchfall extremer Durst, mangelnder Harnabgang oder ein trockener Mund verbunden ist, muß der Arzt unbedingt zu Rate gezogen werden.

➤ ***Super-12-Lebensmittel, die helfen: Eier, Spinat, Kartoffeln, Äpfel***

Ekzem

Was ist ein Ekzem?
Brennendcr und oft stark juckender oder auch nässender Hautausschlag mit typischer Rötung.

Welche Symptome treten auf?
Je nach Art des Exzems. Handelt es sich um ein sogenanntes Abnutzungs- oder »Hausfrauen«-Ekzem: trockene, rissige, mitunter verhornte Haut. Im Falle des allergischen Kontaktekzems: oft großflächiges Ekzem mit gerötetem Hautausschlag. Und bei einem bakteriellen Ekzem: eng begrenzte, runde, juckende, nässende oder verkrustete Herde.

Welche möglichen Ursachen gibt es?
Das Abnutzungs- oder »Hausfrauen«-Ekzem ist die Folge häufigen Umgangs mit Sprays, säurehaltigen Flüssigkeiten, Fettlösungsmitteln. Das allergische Ekzem stellt eine Überempfindlichkeit gegen bestimmte Substanzen wie Nickel, Chrom, Terpentin, Öl, Metalle in Schmuck oder Modeschmuck dar. Das bakterielle Ekzem wird durch die Überempfindlichkeit gegen Mikroben verursacht.

Was kann ich dagegen tun?
Den Kontakt und Umgang überhaupt mit ekzemauslösenden Substanzen meiden, dazu zählen bestimmte Seifen, Reiniger, Farben, Farbverdünner, Polituren. Vor dem Waschen Schmuck und Modeschmuck ablegen. Die Belastung der Haut durch Bestrahlungen (Sonne, Solarium) kann die Symptome verschlimmern. Beim Kauf von Seifen, Shampoos in der Apotheke beraten lassen. Fett- und öl-

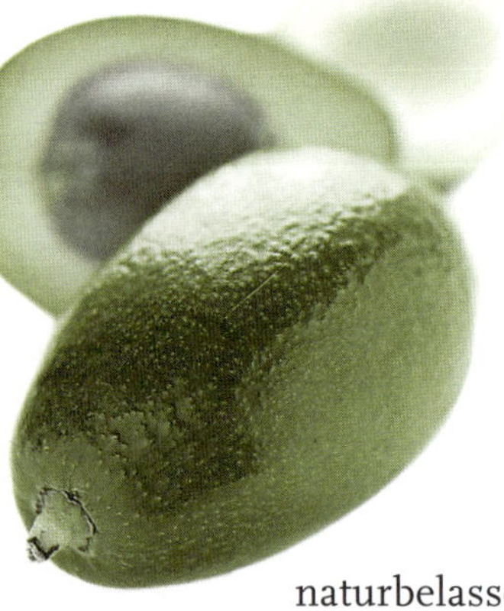

haltige naturbelassene Lebensmittel schützen die Haut und halten sie feucht.

➤ ***Super-12-Lebensmittel, die helfen: Lachs, Dinkel, Tofu, Avocado***

Erkältung

Was ist eine Erkältung?

Im allgemeinen handelt es sich um eine Virusinfektion der oberen Atemwege.

Welche Symptome treten auf?

Entzündeter Hals, Heiserkeit, Schnupfen, Nasenlaufen mit oder ohne Verschleimung, trockener Husten. Erhöhte Temperatur, eventuell Fieber. Weitere Begleitsymptome: Müdigkeit, Schlafbedürfnis, Gliederschmerzen.

Welche möglichen Ursachen gibt es?

Die Immunabwehr wird durch Auskühlung geschwächt, so daß Krankheitserreger wie Viren oder Bakterien Schleimhäute befallen und Infektionen auslösen. Übertragen werden erkältungsauslösende Mikroorganismen durch Händeschütteln, Tröpfcheninfektion in der Atemluft usw. Betroffen sind Nase, Hals, Rachen, Nebenhöhlen, Kieferhöhlen, Luftröhre, Bronchien.

Was kann ich dagegen tun?

Fieber ist eine natürliche Heilreaktion, weil dadurch Bakterien abgetötet werden. Hilfreich sind Schwitzkuren, heiße Getränke, Wärmepackungen und auf jeden Fall Bettruhe. Viel schweißtreibenden Lindenblüten- oder Kamillentee trinken. Ein Luftbefeuchter kann das Atmen erleichtern. Vorsicht: Es besteht Ansteckungsgefahr! Der Arzt muß zu Rate gezogen

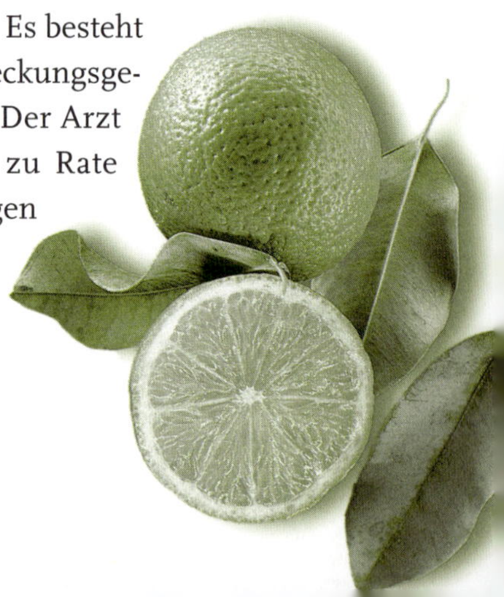

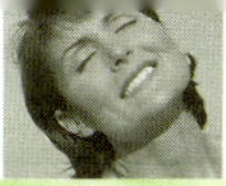

werden, wenn das Fieber über Tage hinweg anhält oder wenn sich Schüttelfrost, Brustschmerzen, Ohr- oder Kopfschmerzen einstellen. Dies gilt insbesondere für Kinder und Menschen mit geschwächter Immunabwehr.

➤ ***Super-12-Lebensmittel, die helfen: Zitronen, Äpfel, Spinat, Tomaten***

Hämorrhoiden

Was sind Hämorrhoiden?
Erweiterte Venen im Analbereich oder im Mastdarm. Die Bildung feiner Hautfältchen.

Welche Symptome treten auf?
Juckreiz, Blutungen, fühlbare Knötchen im Analbereich, Schmerzen.

Welche möglichen Ursachen gibt es?
Durch Pressen beim Stuhlgang werden Venen gereizt und der venöse Blutfluß verlangsamt. Die Folge: Venen schwellen an und entzünden sich. Auch eine Schwangerschaft oder eine stehende Tätigkeit kann die Entstehung von Hämorrhoiden begünstigen, ebenso wie eine nährstoffarme Kost, durch die die Venenwände auf Dauer geschwächt werden.

Was kann ich dagegen tun?
Stuhlpressen möglichst vermeiden, Analbereich sauberhalten. Eine ballaststoffreiche Kost mit viel frischem Obst, Gemüse, Naturreis oder Vollkornprodukten sorgt für einen breiigen, weichen Stuhl, weil diese viel Wasser binden. Vermeiden sollte man Lebensmittel, die verstopfend wirken, wie zum Beispiel helle Mehlprodukte, polierten Reis, Süßigkeiten und süße Getränke. Gegen Hämorrhoidenschmerzen helfen Eispackungen oder auch heiße Sitzbäder.

➤ ***Super-12-Lebensmittel, die helfen: Dinkel, Äpfel, Kartoffeln, Spinat***

Harnwegsentzündung

Was ist eine Harnwegsentzündung?
Eine Infektion oder entzündliche

Erkrankung der Harnröhre, meist verbunden mit einer Entzündung der Blasenschleimhaut.

Welche Symptome treten auf?

Schmerzendes oder brennendes Wasserlassen, möglicherweise mit wolkigen, gelblich-grünen, schleimartigen Bestandteilen im Harn. Beständiger Harndrang, auch bei entleerter Blase, Harntröpfeln. Große Kälteempfindlichkeit im Nierenbereich.

Welche möglichen Ursachen gibt es?

Viren, Bakterien, Pilze, Keime, auch Alkoholmißbrauch. Frauen sind häufiger betroffen als Männer, weil die weibliche Harnröhre nur drei bis fünf Zentimeter lang ist und Bakterien deshalb leichter vom Scheidenvorhof in die Harnwege aufsteigen.

Was kann ich dagegen tun?

Zur Vorbeugung gehört Hygiene, Duschbäder haben den Vorzug vor Wannenbädern. Sitzbäder in heißem Wasser können allerdings Schmerzen lindern. Eine verbesserte Durchblutung sorgt für heilende Körperwärme im Problembereich. Deshalb sollte man gefäßverengende Faktoren wie Rauchen, Kaffee oder Streß meiden. Die Ernährung von gesättigten Fettsäuren, wie sie in Fleisch, Wurst usw. vorkommen, umstellen auf ungesättigte Fettsäuren in Fisch oder fettreichen Pflanzen. Dadurch wird die Produktion von entzündungshemmenden Gewebshormonen stimuliert.

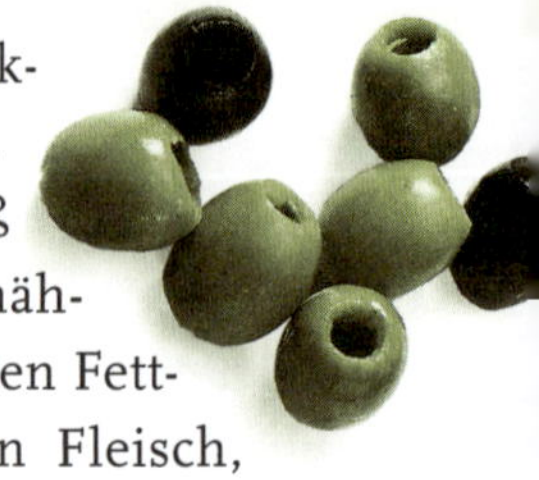

➤ ***Super-12-Lebensmittel, die helfen: Oliven, Avocado, Lachs, Zitronen***

Hautkrankheiten

Was ist eine Hautkrankheit?

Eine degenerative Veränderung im Hautbild.

Welche Symptome treten auf?

Trockene, rissige Haut, Schuppenbildung, Falten, Runzeln.

Was kann ich dagegen tun?

Möglicherweise ist das unter der Epidermis, der Oberhaut, anliegende Bindegewebe zu schwach, oder die sogenannten Keratino-

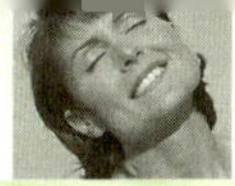

zyten, die Zellen der Oberhaut, sind aufgrund von Mangelernährung unterentwickelt. Die Hautzellen müssen durch lipidhaltige Membranen abgedichtet sein, sonst trocknen sie aus und der natürliche Schutzfilm aus Talg, Schweiß, abgeschilfertem Eiweiß und ranzigem Cholesterin geht verloren. Freie Radikale – die auch durch starke UV-Bestrahlung entstehen –, Bakterien, Pilze oder Viren können die Haut dann schädigen und vorzeitig altern lassen.

Was kann ich dagegen tun?

Durch eine Umstellung der Ernährung auf Lebensmittel, die reich an Omega-3-Fettsäuren sind, dichten sich Hautzellen ab und regenerieren ihren natürlichen Wasserhaushalt. Die Haut wird üppiger, feuchter und auch jünger. Eine gesunde Basiskost mit viel Obst, Salat, Rohkost, Gemüse, Vollkornprodukten, Tofu und Eiern kräftigt die Hautzellen und das Bindegewebe. Der feine Hautschutzfilm sollte nicht durch aggressive Seifen abgerubbelt werden. Lieber in der Apotheke nach hautfreundlichen Reinigern fragen, es muß auch keinesfalls täglich der ganze Körper eingeseift werden.

➤ ***Super-12-Lebensmittel, die helfen: Avocado, Oliven, Tofu, Dinkel, Eier, Lachs***

Ischias

Was ist Ischias?

Eine schmerzhafte Erkrankung der Hüftnerven.

Welche Symptome treten auf?

Plötzlich auftretende heftige Kreuzschmerzen, die auf der Oberschenkelrückseite bis zu Wade und Fuß verlaufen.

Welche möglichen Ursachen gibt es?

Meist Verrenkung eines Lendenwirbelkörpers bzw. ein Bandscheibenvorfall, begünstigt durch Unterkühlung im Lendenwirbelbereich (Nässe, Kälte, Zugluft usw.). Ischias kann auch rheumatisch oder entzündungsbedingt auftreten.

Was kann ich dagegen tun?

Hilfreich sind durchblutungsfördernde Maßnahmen wie Wärme, Heilbäder, Massagen, aber auch Ruhigstellung. Eine Umstellung der Ernährung kann Entzündungen und Schmerzen lindern. Möglichst auf gesättigte Fettsäuren in Fleisch, Wurst, Käse, Butter usw. verzichten, dafür lieber Fisch und eine pflanzliche Kost auf den Tisch bringen. Dadurch wird im eigenen Stoffwechsel ein anderer Typ von sogenannten Prostaglandinen synthetisiert, die Entzündungen hemmen. Ideal: Kaltwasserfisch und fettreiche Bodenfrüchte. Bei anhaltenden Schmerzen muß der Arzt konsultiert und gegebenenfalls eine krankengymnastische Behandlung eingeleitet werden.

➤ ***Super-12-Lebensmittel, die helfen: Oliven, Avocado, Tofu, Lachs***

Karies

Was ist Karies?
Eine Erweichung und Zerfall des Zahnschmelzes. Zahnfäule.

Welche Symptome treten auf?
Erhöhte Empfindlichkeit der Zähne gegenüber Hitze und Kälte mit Schmerzgefühlen, die auch nach dem Genuß von Zucker oder Süßem auftreten können. Dunkle Stellen auf oder zwischen den Zähnen. Mundgeruch oder ein unangenehmer Mundgeschmack können als Folge gärender Speisereste in den von Bakterien ausgefressenen Zahnhöhlen auftreten.

Welche möglichen Ursachen gibt es?
Die kariesverursachenden Bakterien produzieren Säuren, die auf den Zahnschmelz einwirken. Diese Kariesbakterien ernähren sich vorwiegend von Zuckerresten auf dem Zahnbelag, ihre Ausscheidungsprodukte, die Gärungssäuren, fressen den Zahnschmelz und das Hartbzw. Knochengebilde des Zahnes an. Begünstigt wird Karies durch mangelhaftes Kauen und ungenügende Zahnhygiene.

Was kann ich dagegen tun?
Keinen Zucker, nichts Süßes, vor allem keine süßen Getränke mehr, möglichst auch keine hellen Mehlprodukte wie Weißbrot oder Nudeln. Bestehende Schäden durch den Zahnarzt behandeln lassen und regelmäßig zu Kontrolluntersuchungen gehen. Die Zähne täg-

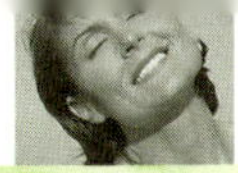

lich mindestens zweimal putzen und Speisen ausreichend kauen. Dadurch wird mehr Speichel produziert, der eine neutralisierende und immunologisch wichtige Aufgabe in der Mundhöhle hat.

➤ ***Super-12-Lebensmittel, die helfen: Dinkel, Kartoffeln, Äpfel, Joghurt***

Knochenbeschwerden

Was sind Knochenbeschwerden?
Befindlichkeitsstörungen und Beschwerden, die ihren Ausgang in geschwächten oder kranken Knochen haben.

Welche Symptome treten auf?
Ziehen, Reißen in den Knochen, Schmerzen oder schmerzähnliche Zustände im Skelett, Knochenverformung, Neigung zu Knochenbrüchen.

Welche möglichen Ursachen gibt es?
Frauen sind häufiger als Männer betroffen, sie verlieren nach der Menopause jährlich bis zu drei Prozent ihrer Knochenmasse. Dieser Knochenschwund wird als Osteoporose bezeichnet. Ein Mangel an den Knochenmineralien Kalzium, Magnesium und Phosphor führt zu einer Unterversorgung der als Osteoblasten bezeichneten, knochenbildenden Zellen. Eine ungenügende Belastung der Knochen hemmt den Skelettstoffwechsel zusätzlich.

Was kann ich dagegen tun?
Eine kalziumreiche Kost mit Milch, Joghurt, Käse, vor allem aber auch Gemüse, das ebenfalls hohe Konzentrationen an Mineralien hat, die für unsere Knochen wichtig sind. Kalzium-Tabletten werden nicht empfohlen, weil sie zur erhöhten Ausscheidung von Magnesium und Phosphaten (Phosphorsalzen) führen können. Ganz besonders wichtig ist es, die Knochen durch Übungen zu belasten: Treppensteigen anstatt den Fahrstuhl oder die Rolltreppe zu nehmen.

➤ ***Super-12-Lebensmittel, die helfen: Joghurt, Spinat, Tomaten, Avocado***

Konzentrationsschwäche

Was ist Konzentrationsschwäche?
Die Unfähigkeit, Gedanken auf bestimmte Dinge oder Begriffe zu fixieren oder gedankliche Vorgänge in der Vorstellung zu verknüpfen.

Welche Symptome treten auf?
Lern- und Gedächtnisschwäche, Vergeßlichkeit, gedankliches Abschweifen, die Unfähigkeit, Begriffe, Daten, Namen, Zahlen im Kopf zu behalten.

Welche möglichen Ursachen gibt es?
Ein bestehender Mangel an dem Konzentrationsstoff Acetylcholin, einem Neurotransmitter, im Gehirn wird u. a. für Konzentrationsschwäche verantwortlich gemacht. Alle Aktivitäten in unserem Hirn – einschließlich der Gedanken – basieren auf elektrischen Impulsen, welche über die cholinergen Neuronen übertragen werden. Die Voraussetzung dafür ist eine weit und fein verästelte Ausspreizung von Dendriten, mit denen Nervenzellen ihr labyrinthisches Netzwerk aufbauen. Auch mangelnde mentale Aktivität fördert einen Abbau an Gehirnverzweigungen.

Was kann ich dagegen tun?
Die Ernährung muß reich an mehrfach ungesättigten Fettsäuren sein, die in Seefisch und fetthaltigen Pflanzen enthalten sind. Diese Fettsäuren durchdringen die Barriere der Blut-Hirn-Schranke und helfen beim Aufbau neuer Gehirnmasse. Die optimale Nahrungsergänzung ist Soja-Lezithin aus dem Reformhaus, das bis zu 40 Prozent Cholin enthält, dem grundlegenden Rohstoff für den Konzentrationsstoff Acetylcholin.

➤ ***Super-12-Lebensmittel, die helfen: Avocado, Eier, Lachs, Tofu***

Krampfadern

Was sind Krampfadern?
Erweiterte, geschlängelt verlaufende Venen, besonders an den Beinen.

Welche Symptome treten auf?
Es bilden sich vergrößerte, schlangen- oder wurmförmig verdickte, rötlich-blaue Venen, die sich kräftig unter der Haut abzeichnen, vorzugsweise an der Rückseite der Wa-

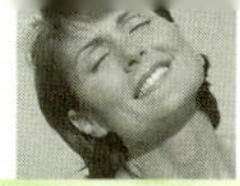

den und an der Beininnenseite bis zu den Leisten hinauf. Verbunden sind damit oft Spannungsgefühle und Schmerzen.

Welche möglichen Ursachen gibt es?
Die ventilartigen Venenklappen in den Beinen sind undicht. Das kann die Folge zum Beispiel von Fehlernährung, Überlastung durch ständiges Stehen oder Übergewicht sein. Durch den mangelhaften Verschluß wird der zum Herzen zurückführende Blutstrom gestört, die ohnehin empfindlichen Venenwände weiten sich, es bilden sich Versackungen und Ausweitungen mit teilweise entzündlichem Charakter. Blut sammelt sich und gerinnt.

Was kann ich dagegen tun?
Möglichst wenig stehen, die Beine häufig hochlagern. Bewegung und Beinmuskeltraining bringt den venösen Blutfluß wieder in Schwung. Mit einem Spezialisten klären, ob möglicherweise Stützstrümpfe oder Bandagen getragen werden müssen. Wichtig ist eine durchblutungsfördernde Kost. Ideal: Knoblauch, Zwiebeln, Paprika, scharfe Gewürze, Kräuter. Auf Süßes und süße Getränke, helle Mehlprodukte sowie auf fettes Fleisch, Hackfleisch und Wurst sollte man möglichst verzichten. Sehr wichtig ist es zudem, bestehendes Übergewicht abzubauen, denn es belastet nicht nur den Kreislauf und die Gelenke, sondern fördert auch Krampfadern.

➤ ***Super-12-Lebensmittel, die helfen: Avocado, Tofu, Spinat, Dinkel, Lachs***

Kreislaufbeschwerden

Was sind Kreislaufbeschwerden?
Befindlichkeitsstörungen im Kreislaufsystem von Herz, Arterien und Venen, mitunter nur in Armen und Beinen, aber auch im gesamten Kreislauf.

Welche Symptome treten auf?
Dazu gehören Schwindelgefühl, chronische Müdigkeit, Taubheit, Kopfschmerzen, Kribbeln oder Kältegefühl in Beinen, Händen oder Füßen. Herzbeschwerden.

Welche möglichen Ursachen gibt es?
Können unterschiedlich sein, bedingt etwa durch einen erhöhten oder aber auch zu niedrigen Blutdruck. Fast immer sind gefäßverändernde Einflüsse schuld, wie zum Beispiel eine zu salzreiche Kost, der Genuß von zuviel Süßem, Nikotin, Kaffee oder auch Streß. Übergewicht beispielsweise hat zur Folge, daß das Herz noch mehr Gewebe mit Blut versorgen muß und deshalb zusätzlich belastet wird. Wenn die Adern dann ohnehin verengt sind, steigt der Blutdruck an. Bei einem zu niedrigen Blutdruck bleiben hingegen die Zellen oder auch der Hirnstoffwechsel unterversorgt. Erstes Warnsymptom können Schwindelanfälle sein.

Was kann ich dagegen tun?
Übergewicht und alle obengenannten die Gefäße verändernden Risiken meiden. Bei der Ernährung darauf achten, daß sie salzarm ist – denn Salz verengt die Arterien – sowie viel Obst und Gemüse enthält, das die Durchblutung anregt. Auf Fettes in Wurst, Hackfleisch, Käse usw. verzichten. Gemäßigt ausgeübter Sport (Wandern, Radfahren, Schwimmen, Joggen) hilft

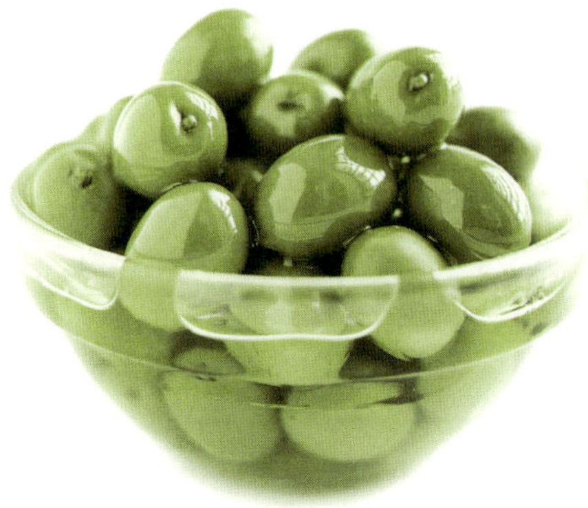

ebenso wie Ruhe und Schlaf. Bei häufiger auftretenden Beschwerden dieser Art unbedingt einen Arzt konsultieren.

➤ ***Super-12-Lebensmittel, die helfen: Lachs, Oliven, Avocado, Tofu***

Nebenhöhlenentzündung

Was ist eine Nebenhöhlenentzündung?
Eine Erkrankung der Nebenhöhlen, die an den Nasenraum angrenzen.

Welche Symptome treten auf?
Verschleimte Nase mit grünlichgelbem, mitunter blutigem Schleim.

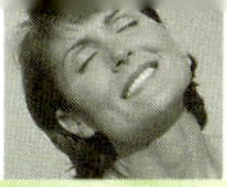

Druckgefühl im Kopf mit Augen- oder Kopfschmerzen, die besonders morgens bei gebeugtem Kopf auftreten. Begleitsymptome: Fieber, Zahn-, Wangenschmerzen, Schlafstörungen.

Welche möglichen Ursachen gibt es?
Oft handelt es sich um eine bakterielle Infektion, die durch Kälte, Durchnässung, Zugluft ausgelöst wird oder auf eine bereits bestehende Entzündung im Hals-, Nasen-Rachenraum folgt. Bakterien besiedeln die Schleimhäute und breiten sich rasch in Kolonien aus. Auch direkte Reize auf die Nasengänge können eine solche Entzündung auslösen, zum Beispiel Rauchen oder passives Rauchen, sie können aber auch allergisch bedingt sein.

Was kann ich dagegen tun?
Sehr gut helfen Inhalationen oder feuchte Kompressen auf Nebenhöhlen und Nasenlöcher, auch abwechselnd heiße und eiskalte Gesichtspackungen können Linderung verschaffen, ebenso wie ein Luftbefeuchter. Das Immunsystem muß mit viel frischem Obst und Gemüse gekräftigt werden. Wenn Nebenhöhlenentzündungen chronisch oder dauerhaft mit Fieber oder Schmerzen auftreten, muß der Arzt zu Rate gezogen werden.

➤ ***Super-12-Lebensmittel, die helfen: Zitronen, Äpfel, Tomaten, Spinat***

Nervenschwäche

Was ist Nervenschwäche?
Mentale Labilität, nervöse Erschöpfung.

Welche Symptome treten auf?
Innere Unruhe, unerklärliche Stimmungswechsel, Lustlosigkeit, Pessimismus, Angstzustände, Konzentrationsschwäche, depressive Verstimmungen.

Welche möglichen Ursachen gibt es?
Defizite im Gehirn- und Nervenstoffwechsel. Die entsprechenden Zellen sind nicht ausreichend mit Nährstoffen versorgt. Verantwortlich kann Fehlernährung wie zuviel

Streß oder ein Mangel an Ruhe und Schlaf sein. Nervenzellen werden nur im Ruhezustand regeneriert und verjüngt. Wichtig ist ein Aufbau ihrer Myelin-Schutzschicht, die aus Cholesterin und hochwertigen Fettsäuren besteht.

Was kann ich dagegen tun?
Die Ernährung muß reich an Omega-Fettsäuren sein, die in Seefisch oder fettreichen Pflanzen enthalten sind. Wichtig außerdem: Ausreichend Vitamin C in frischen Früchten und Gemüse, das als Enzymspender praktisch überall im Gehirn- und Nervenstoffwechsel beteiligt ist. Ebenso unerläßlich als Enzymrohstoff ist das Spurenelement Zink (in Naturreis, Vollkornprodukten, Hülsenfrüchten). Süßes und süße Getränke sowie Alkohol stören einen ausgewogenen Blutzuckerspiegel, der für die Energieversorgung der Gehirn- und Nervenzellen notwendig ist. Dadurch kommt es immer wieder zum Auf und Ab der Glukosewerte im Blut.

➤ ***Super-12-Lebensmittel, die helfen: Oliven, Avocado, Tofu, Eier, Lachs***

Rheuma

Was ist Rheuma?
Eine schmerzhafte entzündliche Erkrankung von Muskeln, Gelenken, Sehnen, Nerven oder Bindegewebe.

Welche Symptome treten auf?
Ziehen, Reißen, Schmerzen in Gelenken und Weichteilen, insbesondere nach Kälteeinwirkung, zum Beispiel durch Nässe, Zugluft usw.

Welche möglichen Ursachen gibt es?
Rheuma ist eigentlich keine Krankheit für sich, sondern hat vielerlei Ursachen, entwickelt dementsprechend unterschiedliche Krankheitsbilder. Typisch ist aber eine Überreaktion des Immunsystems gegen das eigene Gewebe. Um Krankheitserreger abzutöten, entzündet sich das Gewebe oft dauerhaft. Verantwortlich dafür sind körpereigene Hormone, die sich aus Fettsäuren bilden und Schwellungen, Rötungen oder Schmerzen verursachen. Je nach Art der Fettsäuren, die dem Stoffwechsel zur Verfügung stehen, bilden sich gesonderte Prostaglandine. Solche aus der Arachidonsäure, die in

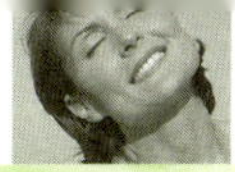

Fleisch, Wurst, Käse enthalten sind, können einzelne Symptome verschlimmern, Fettsäuren aus Fisch und pflanzlicher Kost wirken hingegen vorbeugend und lindernd.

Was kann ich dagegen tun?
Hilfreich sind Wärme und spezielle Übungen, die die Durchblutung anregen. Umsteigen von Fleisch auf Fisch, viel fettreiche Pflanzenkost auf den Tisch bringen.

➤ ***Super-12-Lebensmittel, die helfen: Oliven, Avocado, Tofu, Lachs***

Schlafstörungen

Was sind Schlafstörungen?
Probleme beim Ein- und Durchschlafen, ein entgleister körpereigener Rhythmus bei der Wach-Schlaf-Schaltung.

Welche Symptome treten auf?
Übererregtheit bei oft völliger körperlicher Übermüdung. Herzklopfen, nervöse Empfindungen in Armen und Beinen wie Kribbeln, Unruhegefühle. Eine oft ständige Angst, nicht einschlafen zu können.

Welche möglichen Ursachen gibt es?
Hauptursache sind verengte Gefäße durch Streß, Nikotin, Kaffee, salzreiche Kost, eine eiweißreiche Mahlzeit spätabends oder mentaler Streß wie Kummer, Sorgen, Probleme, Konflikte. Weil sich das Blut durch zu enge Adern preßt, steigt der Blutdruck zwangsläufig an. Dadurch wird ein Ein- oder Durchschlafen oft unmöglich gemacht. Denn damit die Wach-Schlaf-Schaltung, das Hinüberkippen in den Schlaf funktioniert, muß der Blutdruck zuerst leicht absinken.

Was kann ich dagegen tun?
Die obengenannten Risikofaktoren meiden. Helfen kann abends eine kohlenhydratreiche, möglicherweise süße Mahlzeit, wie zum Beispiel Pfannkuchen mit Marmelade, Milchreis, warme Honigmilch mit Banane. Nach einer solchen Mahlzeit kommt es zum Ausstoß des Bauchspeicheldrüsenhormons Insulin, welches die Gefäße geringfü-

gig erweitert und so das Einschlafen erleichtert. Wichtig ist es, die Ursachen zu beseitigen. Schlaftabletten sollten nur auf ärztliche Verordnung und nie über längere Zeit genommen werden.

➤ ***Super-12-Lebensmittel, die helfen: Dinkel, Kartoffeln, Spinat, Tomaten***

Wechseljahrsbeschwerden

Was sind Wechseljahrsbeschwerden?
Sammelbegriff für Befindlichkeitsstörungen und Beschwerden im Klimakterium.

Welche Symptome treten auf?
Körperlich: unregelmäßige oder lang anhaltende Regelblutungen, Hitzewallungen, Kopfschmerzen, Benommenheit, Herzjagen, Blasenbeschwerden.

Seelisch: Verstimmungszustände, Spannungs- und Angstzustände, Schlafstörungen, depressive Verstimmungen.

Welche möglichen Ursachen gibt es?
Nachlassende Eierstockfunktion infolge sinkender Spiegel der Hormone Östrogen und Progesteron. Die Beschwerden setzen meist zwischen dem 48. und 52. Jahr ein und halten ein bis zwei Jahre lang an. Es kommt zu Veränderungen im vegetativen Nervensystem, die sich bereits vor dem Erlöschen der zyklischen Eierstockfunktion ankündigen.

Was kann ich dagegen tun?
Wechseljahre sind ein natürlicher Prozeß, also nicht grundsätzlich behandlungsbedürftig. Meiden sollten betroffene Frauen Streß- und Konfliktsituationen. Lipidhaltige Pflanzen wie zum Beispiel Sojabohnen – aus denen unter anderem auch Tofu hergestellt wird – enthalten sogenannte Phyto-Östrogene, die Beschwerden vorbeugen und lindern können.

Wichtig sind vor allem eine gesunde Ernährung und reichliche Bewegung an frischer Luft. Der Arzt muß konsultiert werden, wenn Regelblutungen zu stark auftreten oder wenn es zwischen zwei Perioden zu Blutungen kommt.

➤ ***Super-12-Lebensmittel, die helfen: Oliven, Avocado, Tofu, Lachs***

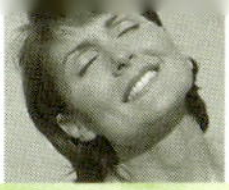

Zahnfleischentzündung

Was ist eine Zahnfleisch-entzündung?
Eine einfache oder chronische Entzündung des Zahnfleischrandes und des Zahnfleisches.

Welche Symptome treten auf?
Gerötetes oder geschwollenes Zahnfleisch, Zahnfleischbluten, Zahnfleischbelag, Zahnbettschwund, Mundgeruch, Schmerzen, erhöhte Speichelproduktion.

Welche möglichen Ursachen gibt es?
Erkältungskrankheiten, Vitamin-C-Mangel, ungenügende Kautätigkeit. Einfache Entzündungen können in chronische Verlaufsformen ausarten. Es kann dann wie bei der nichtentzündlichen Parodontose zu einem Zurückgehen des Zahnfleisches, zu lockeren Zähnen und zu Zahnausfall kommen.

Was kann ich dagegen tun?
Unerläßlich ist die gründliche Mundhygiene mit Zähneputzen und Mundspülungen. Wichtig ist eine Reinigung von Zahnfleischtaschen und oft schlecht zugänglichen Schleimhautfalten, in denen sich Viren und Bakterien festsetzen. Die Blutgefäße im Zahnfleisch sind extremen Belastungen ausgesetzt, müssen deshalb durch ein kräftiges Immunsystem geschützt und gestärkt werden. Wichtigster Biostoff ist Vitamin C in frischem Obst und Gemüse. Helfen kann kräftiges Kauen, eventuell auch von Kaugummi, bzw. Kneten des Zahnfleisches, weil dadurch der Stoffwechsel im Zahnfleisch angeregt wird.

➤ ***Super-12-Lebensmittel, die helfen: Zitronen, Äpfel, Joghurt, Spinat, Tomaten***

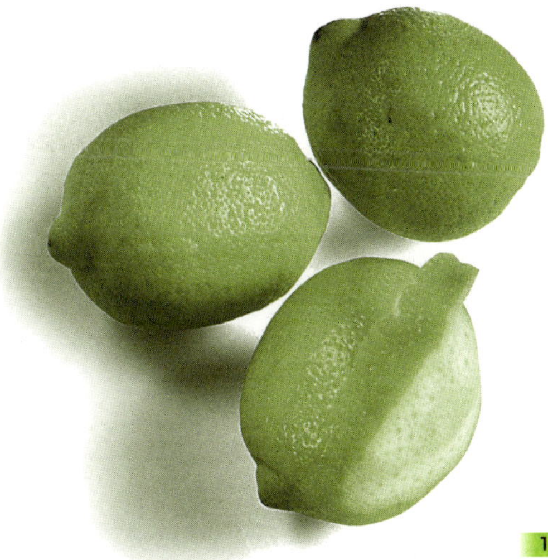

Zyklusbeschwerden

Was sind Zyklusbeschwerden?
Störungen der Regelblutung.

Welche Symptome treten auf?
Zu starke oder zu schwache, sehr schmerzhafte, zu seltene oder zu häufige Regelblutungen.

Begleitsymptome: Kopfschmerzen, depressive Verstimmungen, Gereiztheit, Schwächezustände.

Welche möglichen Ursachen gibt es?
Häufig sind es Störungen im Hormonsystem, die diese Symptome verursachen. Hormone der Hirnanhangdrüse (follikelstimulierendes und luteinisierendes Hormon) bewirken die Ovulation mit Östrogenbildung; beide Hormone wirken in den Eierstöcken der Frau zusammen. Eine zu starke Regelblutung wird oft von Entzündungen, Stauungszuständen im Becken, aber auch von Bluthochdruck, Nieren- oder Herzschwäche ausgelöst. Eine Leistungsschwäche der Eierstöcke hat oft eine zu seltene oder zu häufige Regelblutung zur Folge. Eine schmerzhafte Regelblutung kann durch nervlich-vegetative Störungen ausgelöst werden.

Was kann ich dagegen tun?
Eine genaue Diagnose kann nur der Arzt stellen. Unzyklisch auftretende Blutungen können auch Symptome einer ernsthaften Erkrankung sein, die einer ärztlichen Behandlung bedürfen.

Wichtig ist verstärkte Hygiene während der Regeltage. Körperliche Anstrengungen sollte man vermeiden, ebenso zu intensive sportliche Belastungen. Streß abbauen, dafür mehr Ruhe und Schlaf. Ernährung umstellen von Fleisch auf Fisch und Pflanzenkost mit hochwertigen, entzündungshemmenden Fettsäuren.

➤ ***Super-12-Lebensmittel, die helfen: Oliven, Avocado, Eier, Lachs, Joghurt***

PRAXIS-RATGEBER

Gesund kochen und genießen mit Super-12-Lebensmitteln

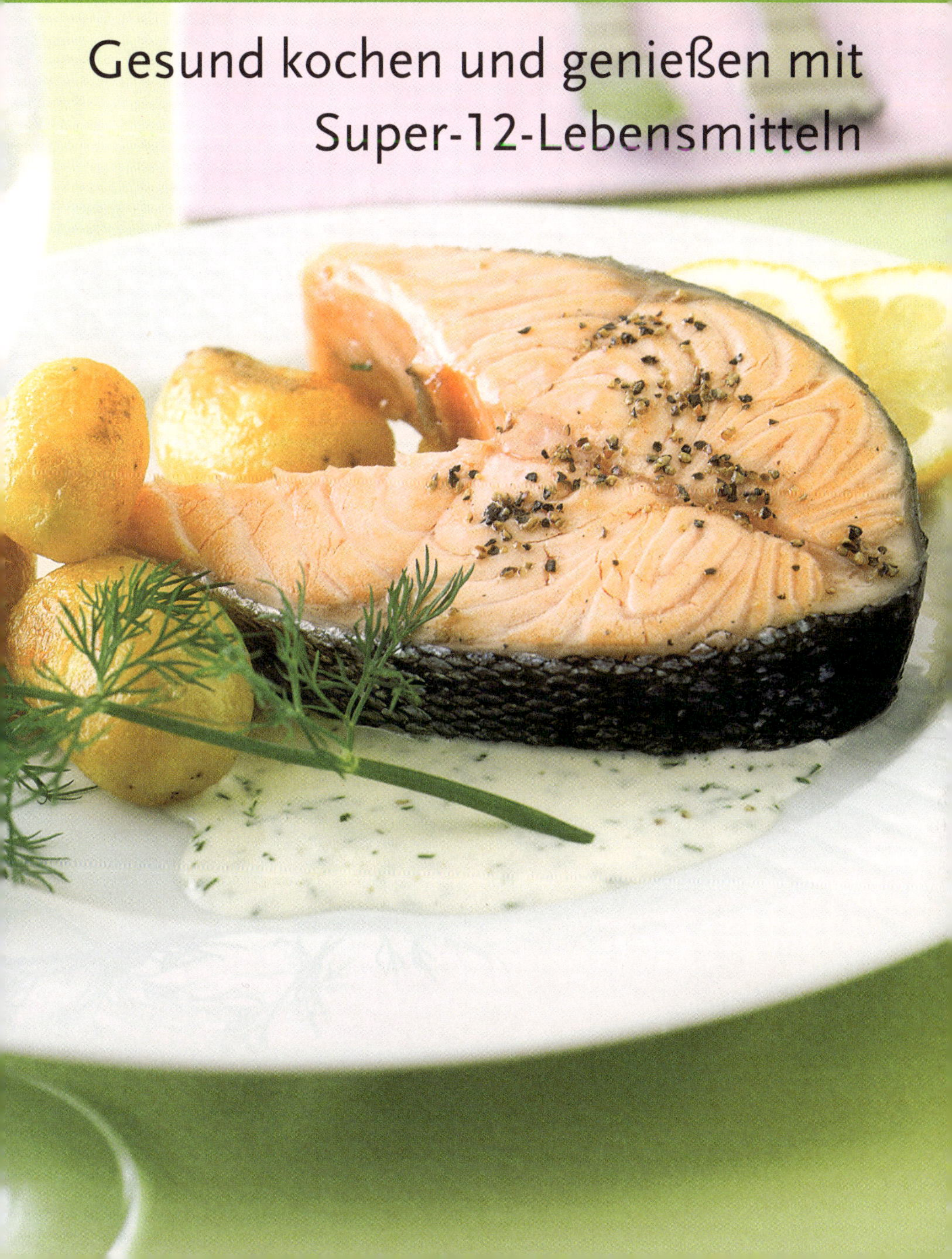

Im folgenden finden Sie einige Speisepläne für Ihr Super-12-Programm. Probieren Sie diese am besten gleich von morgen an aus – und fangen Sie anschließend an, selber mit den Super-12- Lebensmitteln zu experimentieren – ganz nach Ihrem Geschmack.

Abnehmen mit SUPER-12-Lebensmitteln

Frühstück

➤ ***Kleine Obstschale***

Banane, halber Apfel, Kiwi, Beeren oder Weintrauben bzw. anderes Saisonobst, alles klein geschnitten. Sonnenblumenkerne darüber streuen, mit Joghurt übergießen.

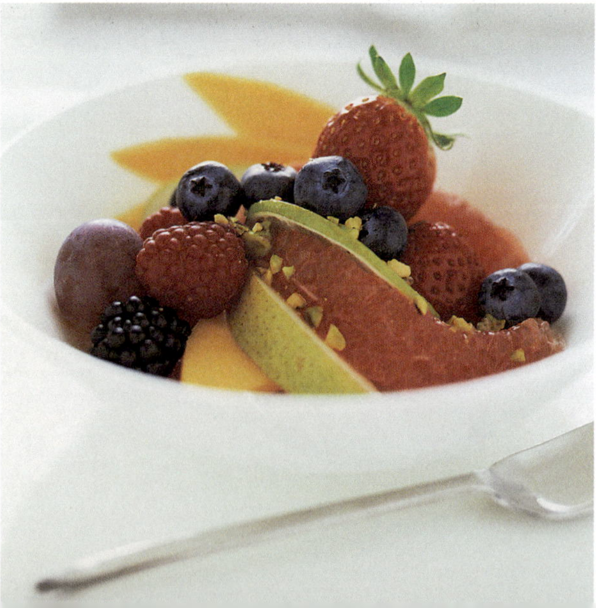

Zwischen-Snack

➤ ***50 Gramm Räucherlachs***

Dazu Zitronenscheibchen, Pfeffer und Salz, gehackter Dill, Meerrettichsahne. Vollkorntoast oder Knäkkebrot. Kaffee oder Tee ohne Zucker.

Mittag

➤ ***Spinat mit Spiegeleiern und Kartoffeln***

Mittelgroße Kartoffeln in wenig Salzwasser gar kochen. Spinat waschen, etwas abtropfen lassen, in wenig Wasser schwach erhitzen, bis er zusammengefallen ist. Herausnehmen und kleinhacken. Knoblauchzehe und ein TL Butter im Topf andünsten, Spinat zugeben, mit Salz, Pfeffer und Muskat würzen. Eier in einer beschichteten Pfanne mit ein TL Butter braten. Mit den Kartoffeln und dem Spinat anrichten.

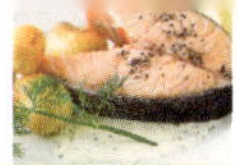

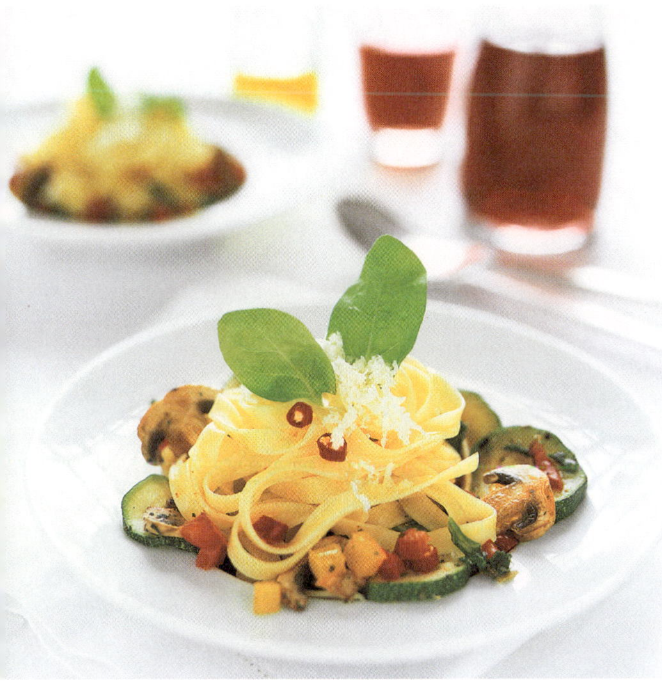

➤ Dinkelnudeln mit geschmorten Tomaten

Dinkelnudeln bissfest kochen. Tomaten mit kochendem Wasser überbrühen, Haut abziehen, in kleine Würfel schneiden. Eine Zwiebel und eine Knoblauchzehe fein hacken, in der Pfanne glasig dünsten. Tomatenwürfel mit Gewürzen (Oregano, Thymian, Basilikum, Petersilie) zugeben, ca. 15 Minuten einkochen, danach mit Salz und Pfeffer abschmecken. Mit den Dinkelnudeln servieren, mit geriebenem Parmesan bestreuen.

➤ Tofu-Geschnetzeltes mit Vollkornnudeln

Nudeln in Salzwasser bißfest kochen, Tofu in dünne Streifen schneiden, in der Pfanne in Öl zwei Minuten anbraten, herausnehmen und warm stellen. Eine Zwiebel klein hacken, im Bratfett goldgelb dünsten. Einige Champignons putzen, in Scheibchen schneiden, dazugeben und mitdünsten. Danach die Tofustreifen mit etwas Weißwein und saurer Sahne unterrühren. Mit Salz und Pfeffer abschmecken, gehackte Petersilie darüber

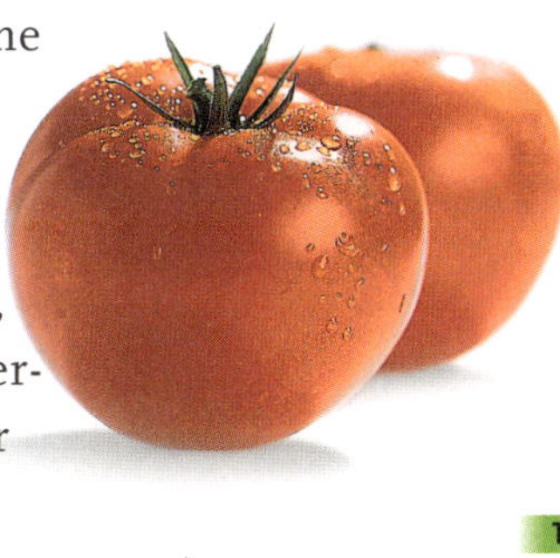

streuen. Zusammen mit den Vollkornnudeln anrichten.

Nachmittag

- ***Trockenfrüchte, Magerquark mit geriebenen Äpfeln, Zucker und Zimt oder***
- ***Pumpernickel mit Butter und Schnittlauch.***

Abend

- ***Bunte Rohkostplatte mit Oliven, Schafskäse, Krabben, magerem Schinken oder kaltem Braten, Hähnchenfleisch (ohne Haut), Joghurt-Dressing, Vollkornbrot.***

Jung bleiben mit SUPER-12-Lebensmitteln

Frühstück

- ***30 Gramm Schafs- oder Ziegenkäse, sechs Oliven, hartgekochtes Ei, Tomaten- und Gurkenscheibchen, Salz, Pfeffer, Kümmel, Paprika, etwas Butter, Vollkornbrot.***

Dazu Kaffee oder Tee ohne Zucker (Süßstoff ist erlaubt).

Zwischen-Snack

- ***Banane oder halbe Avocado mit Salz, Pfeffer, Zitronensaft.***

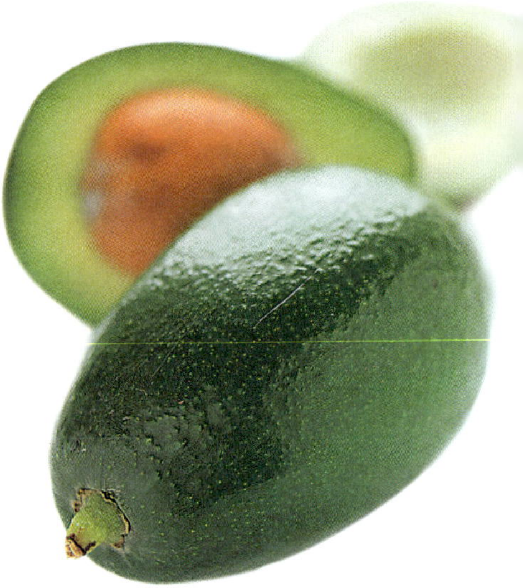

Mittag

- ***Tofu-Würstchen mit Kartoffelbrei und Salat***

Tofu-Würstchen (Naturkostladen) in der Pfanne braten, mit Salz und Pfeffer würzen. Kartoffeln in wenig Salzwasser gar kochen, etwas Kartoffelwasser mit Milch im Topf erhitzen. Pürierte Kartoffeln dazu geben, mit einem Schneebesen luftig

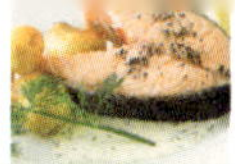

schlagen. Mit Butterflöckchen verfeinern. Dazu ein kleiner Salat.

➤ ***Omelett mit Spinatfüllung***

Ein Ei mit Milch und Vollkornmehl verrühren, mit Salz und Muskat würzen, 20 Minuten ruhen lassen. Spinat verlesen, waschen, nass in einen Topf geben, bei schwacher Hitze dünsten, bis er zusammengefallen ist. Herausnehmen und feinhacken. Saure Sahne im Topf erhitzen, Spinat dazugeben. Butter in einer Pfanne erhitzen, Omelett darin braten. Den Spinat darauf geben, mit geriebenem Käse bestreuen und zusammenklappen.

➤ ***Seelachs mit Naturreis und Tomate***

Naturreis körnig kochen. Seelachs waschen, abtrocknen, mit Zitronensaft beträufeln, etwas einziehen lassen. Eine Zwiebel und eine Knoblauchzehe kleinhacken. Eine Tomate überbrühen, die Haut abziehen, in kleine Würfel schneiden. Olivenöl in der Pfanne erhitzen, Zwiebel und Knoblauch darin andünsten, Tomatenwürfel hinzugeben. Mit etwas Tomatenmark, Weißwein und Kräutern wie Thymian und Basilikum würzen. Seelachs in Würfel schneiden und zu der Soße dazugeben. 10 Minuten lang dünsten, danach zusammen mit dem Reis anrichten.

Nachmittag

➤ ***Magerquark mit geraspelten Karotten und Zitronensaft oder***

➤ ***Melonenstücke mit magerem Schinken und Knäckebrot.***

Abend

➤ ***Dinkelflocken exotisch:***

Eine Feige gut waschen, in dünne Scheiben schneiden. Eine Banane ebenfalls in Scheibchen schneiden, zwei EL Trauben waschen und zerkleinern, ein EL Walnußkerne ebenfalls zerkleinern, alles zusammen mit Dinkelflocken vermischen. Saft einer Orange mit Joghurt verruhren und darübergießen. Walnußstückchen darüberstreuen.

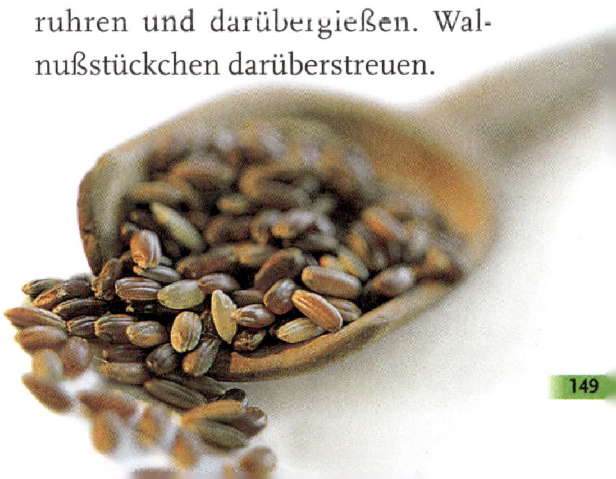

Optimismus & starke Nerven mit SUPER-12-Rezepten

Frühstück

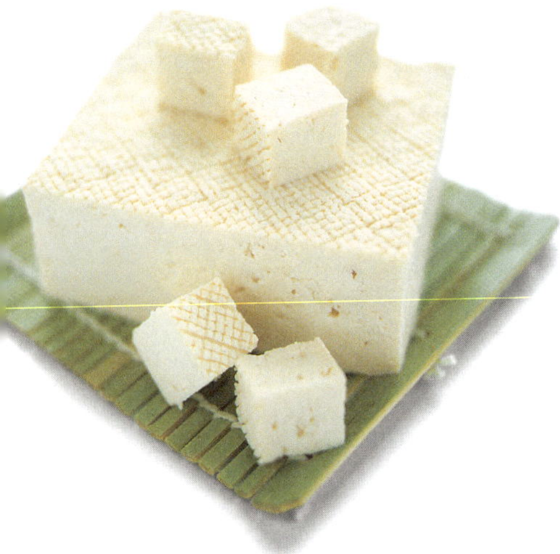

➤ ***Kräuterrührei mit Tofu-Schnitzel***

Eier mit etwas Mineralwasser, Salz, Pfeffer und Kräutern (Dill, Petersilie, Schnittlauch) verquirlen. Tofu in zwei dünne Scheiben schneiden, in ein TL Butter in der Pfanne braten. Eimasse darüber geben und erhitzen, stocken lassen. Ab und zu leicht verrühren. Mit Vollkorntoast und Kaffee oder Tee (ohne Zucker) servieren.

Zwischen-Snack

- ***Joghurt mit Früchten, Honig und Nußstückchen***
- ***Trockenfrüchte***
- ***Banane.***

Mittag

➤ ***Apfelpfannkuchen mit Ahornsirup***

Vollkornmehl, ein Ei, etwas Mineralwasser und Salz verrühren und 15 Minuten ruhen lassen. Äpfel waschen, schälen, in dünne Scheiben schneiden. Butter in einer Pfanne erhitzen, den Teig dazugeben, etwas stocken lassen. Die Apfelscheibchen darauf ausbreiten. Ahornsirup und Zimt darübergeben. Pfannkuchen nicht wenden.

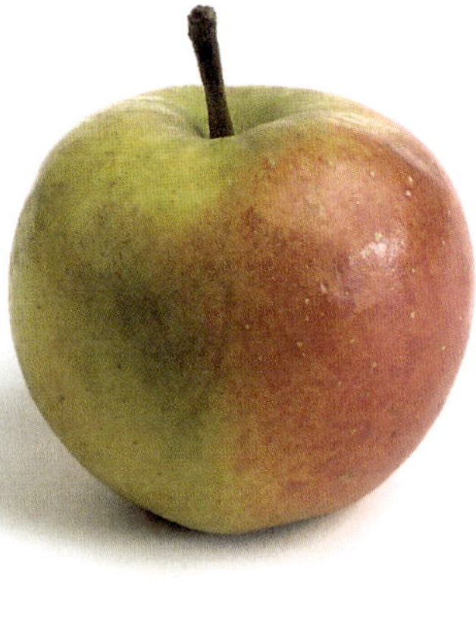

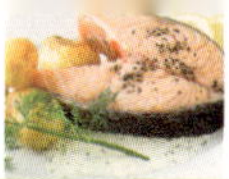

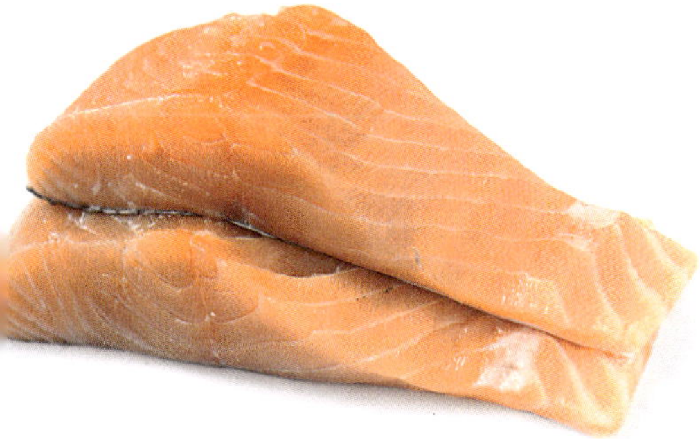

➤ *Seelachs mit Spinat*
Fisch waschen, trocknen, salzen, mit Zitronensaft beträufeln. In eine mit Butter ausgepinselte Auflaufform legen, Butterflöckchen darüber streuen. Im Backofen bei 200 Grad 15 Minuten backen. Spinat in wenig Wasser gar dünsten, herausnehmen, kleinschneiden. Mit Zitronensaft, Meerrettich und saurer Sahne eine Soße anrühren, über den Seelachs geben. Mit Naturreis servieren.

➤ *Kartoffeln mit Avocado-Quark*
Kartoffeln in Salzwasser gar kochen. Avocado halbieren, Fruchtfleisch mit Löffel herauslösen, zu Mus quetschen. Mit Zitronensaft beträufeln. Eine Zwiebel kleinhakken. Magerquark mit etwas Milch und Mineralwasser glattrühren. Alles miteinander mischen. Mit Salz und Pfeffer abschmecken. Zusammen mit den Kartoffeln anrichten.

Nachmittag

- ***30 Gramm Schafskäse, sechs Oliven, Gurkenscheibchen, dazu Vollkornbrötchen oder***
- ***Melonenstücke mit magerem Schinken und Knäckebrot.***

Abend

➤ *Tofu pikant mit Pilzen*
Zwiebel und etwas Speck würfeln, Speck bei kleiner Hitze ausbraten, Zwiebeln dazugeben und glasig dünsten. Butterschmalz zum Bratfett geben. Tofu in Würfel schneiden, bei mittlerer Hitze anbraten und 15 Minuten weichbraten lassen. Salzen und pfeffern. Shiitakepilze feucht abtupfen, alles zusammen zu dem Tofu in die Pfanne geben, zehn Minuten schmoren lassen. Mit einer Soße aus Sahne, Salz und Pfeffer pikant abschmecken.

SUPER-12-Schönheitsrezepte

Frühstück

➤ ***Früchtemüsli***

Haferflocken in eine kleine Schüssel geben, mit Honig, Zitronensaft und Joghurt verrühren, etwas durchziehen lassen. Saisonobst wie Orangen, Kiwi, Äpfel, Beeren usw. klein schneiden und darunter mischen. Mit gehackten Nüssen und Sonnenblumenkernen überstreuen. Dazu Kaffee oder Tee ohne Zucker (Süßstoff, Honig sind erlaubt).

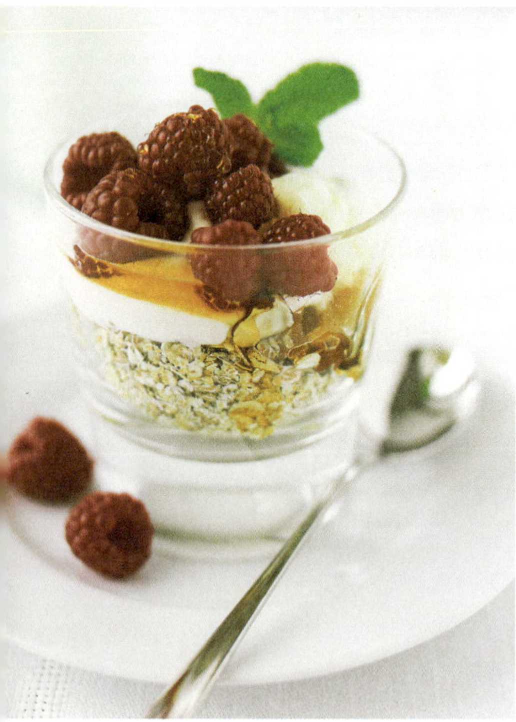

Zwischen-Snack

➤ ***Quark-Brötchen mit Tomate***

➤ ***Butterbrot mit kaltem Braten und Diät-Mayonnaise.***

Mittag

➤ ***Kartoffel-Gemüse-Eintopf mit Tofu-Würstchen***

Kartoffeln waschen, schälen und würfeln, Suppengemüse (Karotte, Sellerie, Lauch, Petersilienwurzel) waschen und zerkleinern. Olivenöl im Topf erhitzen, Suppengemüse und eine klein gehackte Zwiebel sowie die Kartoffeln dazugeben. Mit Brühe aufgießen, 20 Minuten garen, mit Salz und Muskat abschmecken. Tofu-Würstchen im Eintopf erhitzen. Petersilie drübergeben.

➤ ***Kräuterlachs in Alufolie***

Seelachs waschen, salzen, in Stücke schneiden und mit Zitronensaft beträufeln. Kräuter wie Dill, Schnittlauch, Petersilie dazugeben. In eine eingefettete Alufolie gut einpacken. Bei 200 Grad 15 Minuten garen. Kartoffeln gar kochen. Milch in einem Topf erhit-

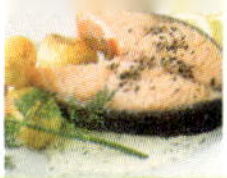

zen, Kartoffeln pürieren und dazugeben. Mit einem Schneebesen luftig schlagen. Salzen und mit ein TL Butter verfeinern.

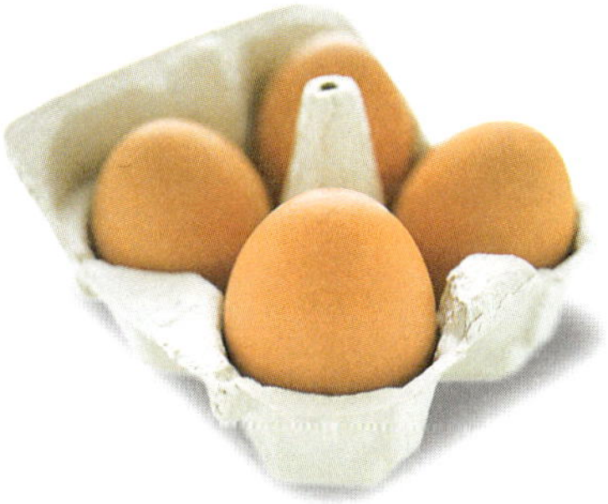

- ***Eier mit Tomatensoße und Biokartoffeln***

Kartoffeln in Salzwasser gar kochen. Eier hartkochen, schälen und halbieren. Eine Schalotte und eine Knoblauchzehe feinhacken, in einer Pfanne mit Butter goldgelb dünsten. Eine Tomate überbrühen, enthäuten, in Würfel schneiden. In die Pfanne geben und mit etwas Ketchup und Instantbrühe fünf Minuten einkochen. Mit Salz und Pfeffer würzen. Klein geschnittenes Basilikum in die Soße rühren, Halbierte Eier und die Kartoffeln anrichten, mit der Tomatensoße übergießen. Kartoffeln mit Schale essen.

Nachmittag

- ***Bohnensalat mit Räuchertofu-Stückchen***
- ***Banane mit warmer Honigmilch***
- ***Pumpernickel mit Butter, Eischeibchen und Diät-Mayonnaise.***

Abend

- ***Rote Bete mediterran***

Zwei dünne Scheiben rote Bete, darauf Räucherlachsscheibchen und eine Soße aus Olivenöl, Essig und Dijon-Senf. Oder Tomaten mit Mozzarella: Beides in dünne Scheiben schneiden, abwechselnd in einer Schüssel schuppenartig anordnen. Pfeffern, mit Zitronensaft, Essig und Olivenöl beträufeln. Mit Basilikumblättern garnieren.

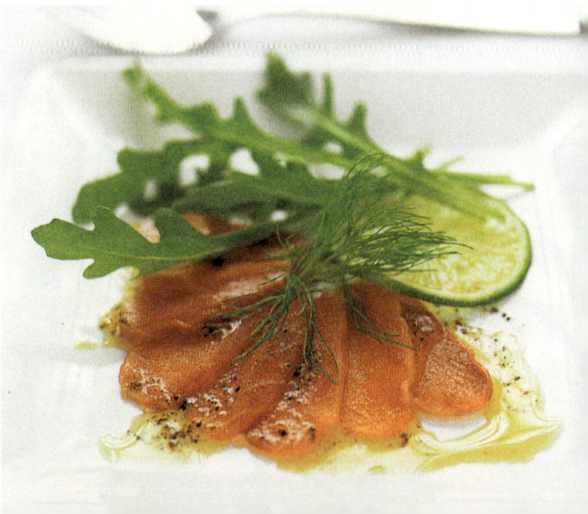

SUPER-12-
Fit & Schlank-Drinks

➤ *Apfel-Joghurt mit Ahornsirup*

Was benötige ich?

- ➤ Bio-Apfel
- ➤ 1 Becher Bio-Joghurt
- ➤ Ahornsirup
- ➤ 1 Zitrone
- ➤ Mineralwasser

Bio-Apfel samt Schale klein schneiden und mit dem Saft einer Zitrone in den Mixer geben. Einen Becher Bio-Joghurt ebenfalls hineingeben, das Ganze kräftig mehrere Minuten lang pürieren. Anschließend nach Belieben etwas Mineralwasser sowie drei EL Ahornsirup beigeben und den Drink verrühren. Innerhalb von 20 Minuten trinken. Dieser Drink aktiviert sofort fettschmelzende Stoffwechselprozesse, sättigt und macht dabei fit.

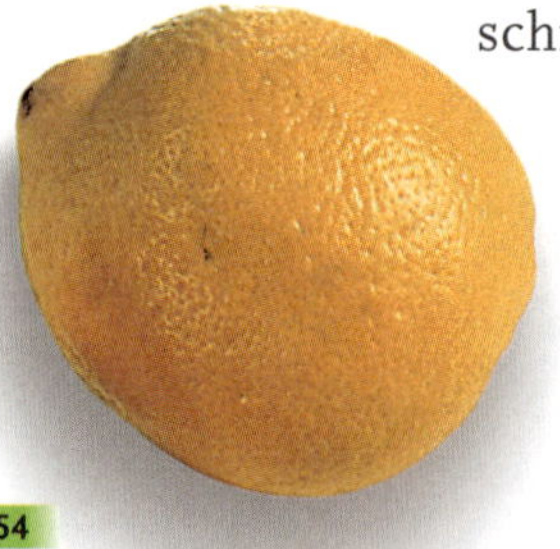

➤ *Soja-Milch mit Avocado*

Was benötige ich?

- ➤ 1 Viertelliter Soja-Milch
- ➤ Avocado
- ➤ Honig
- ➤ Rosinen
- ➤ Nüsse

Da freuen sich die Nervenzellen! Einen Viertelliter Soja-Milch in den Mixer geben. Fruchtfleisch einer Avocado klein schneiden und hinzugeben, außerdem ein EL Honig, ein EL Rosinen und ein EL kleingehackte Nüsse nach Wahl. Dies alles kräftig pürieren, ins Glas geben und trinken. Baut die Schutzhüllen der Nervenzellen auf, entspannt und schmeckt!

➤ *Vitamin C-Power*

Was benötige ich?

- ➤ 1 Zitrone
- ➤ 1 Orange
- ➤ 1 Grapefruit
- ➤ Trockenfrüchte

Wozu fragen: Fehlt mir Vitamin C? Lieber gleich für einen entsprechen-

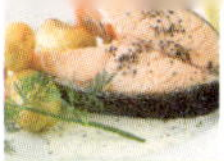

den Vitamin-Stoß sorgen: den Saft jeweils einer Zitrone, einer Grapefruit und einer Orange im Glas verrühren, nach Belieben mit Honig oder Ahornsirup süßen. Obendrauf kommt ein EL sehr klein geschnittene Trockenfrüchte.

➤ *Gemüse mal anders*

Was benötige ich?

- 3 kleine Bio-Kartoffeln
- Blattspinat
- 1 Becher Bio-Joghurt
- Salz, Pfeffer

Drei kleine Bio-Kartoffeln sorgfältig waschen, klein schneiden. 60 Gramm Blattspinat (darf auch aus der Tiefkühltruhe sein) ebenfalls waschen, kleinschneiden. Alles zusammen mit einem Becher Joghurt sowie einer Prise Salz und Pfeffer in den Mixer geben und gründlich pürieren.

In Gläser füllen, Sonnenblumenkerne obendraufgeben. Da kommen die Vitamine und Spurenelemente gleich im Eiltempo zu den Körperzellen!

➤ *Köstliche Tomate*

Was benötige ich?

- 3 Tomaten
- 1 kleine Zwiebel
- Zitronensaft
- Pflanzenöl
- Oregano, Rosmarin, Thymian
- Salz, Pfeffer

Drei Tomaten überbrühen, schälen, Fruchtfleisch kleinschneiden, abkühlen lassen und in einen Mixer geben. eine kleine halbe Zwiebel sehr kleinschneiden und ebenfalls hinzugeben, außerdem ein TL Zitronensaft, ein TL Pflanzenöl, etwas Oregano, Rosmarin, Thymian sowie Salz und Pfeffer. Das Ganze gründlich durchmixen, dann in Gläser füllen. Führt innerhalb 20 Minuten zu einem verjüngenden Frischeschub ins Gewebe.

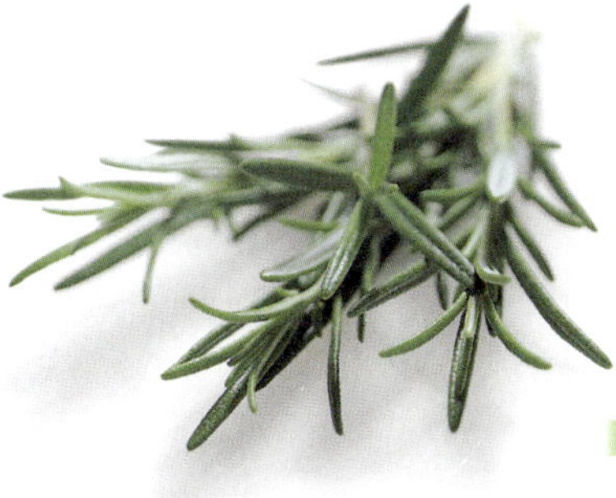

Sachwortregister

Wichtiger Hinweis
Die Ratschläge in diesem Buch sind vom Autor und dem Verlag sorgfältig erwogen und geprüft. Sie bieten jedoch keinen Ersatz für kompetenten medizinischen Rat. Jede Leserin und jeder Leser ist für sein eigenes Handeln selbst verantwortlich. Alle Angaben in diesem Buch erfolgen daher ohne jegliche Gewährleistung oder Garantie seitens des Verlages oder des Autors. Eine Haftung des Autors bzw. des Verlages und seiner Beauftragten für Personen-, Sach- und Vermögensschäden ist ausgeschlossen.

Bildnachweis
Antje Plewinski 6, 10, 26, 39, 50, 56, 60, 84, 89, 99, 119, 130, 138, 146, 147, 148, 150, 151, 152, 153; Archiv Econ 6 oben, 7 unten, 11, 13, 15, 26, 46, 64, 65, 81, 106, 117, 127, 128, 130, 132, 143, 147, 149, 150, 153; Frank Boxler 159 unten; Illuscope 77; imagesource 113, 116; Klaus Oberbeil 159; stockfood 145; Norbert Vogel 55; zefa 4, 5 oben, 6 unten, 7 oben; 12, 28, 58, 110, 124

1. Auflage 2005
Econ ist ein Verlag der Ullstein Buchverlage GmbH
ISBN 3-430-17202-0

Umschlaggestaltung: init, Büro für Gestaltung, Bielefeld
Layout: Katharina Schweissguth, München
Gesetzt aus der Scala Serif und Scala Sans
bei LVD GmbH, Berlin
Druck und Bindung: Druckerei Uhl, Radolfzell
Printed in Germany

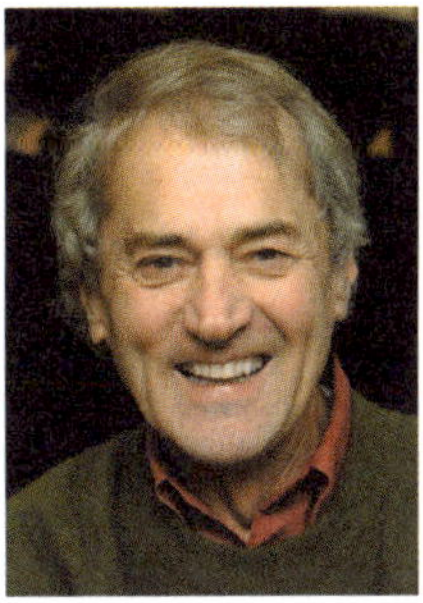

Klaus Oberbeil, Jahrgang 1935, ist Autor mehrerer Gesundheitsbestseller wie *Fit durch Vitamine*, *Obst und Gemüse als Medizin*, *Die Zuckerfalle* oder *Schlankheitsformel Wasser*. Seine Bücher wurden in 15 Sprachen übersetzt und weltweit in mehr als zwei Millionen Exemplaren verkauft. Klaus Oberbeil, bekannt auch aus Fernsehauftritten und Hörfunkinterviews, sammelt die stets aktuellen Erkenntnisse aus der medizinischen Forschung, aus Zellbiologie und Genforschung, und versucht diese in informativer wie unterhaltsamer Weise einem möglichst breiten Lesepublikum bekannt zu machen. Dabei hilft ihm sein Webportal www.GesundeFamilie.de mit rund tausend Seiten an Databases sowie die traditionelle Zusammenarbeit seiner Medizin-Redaktion mit vielen deutschen Publikumszeitschriften. Er lebt in Aschau.

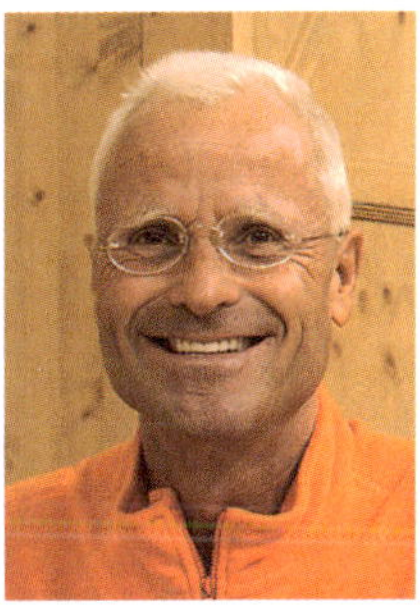

Dr. Ulrich Strunz, Jahrgang 1943, Internist und Orthomolekularmediziner, entwickelte das Forever-Young-Erfolgsprogramm für geistige und körperliche Höchstleistung. Über zwei Millionen »Forever-Young«-Bücher wurden verkauft. Er gehört in seiner Altersklasse zur Weltspitze der Ultra-Triathleten. In Vorträgen und Seminaren begeistert er Jahr für Jahr Zehntausende von Menschen – und führt sie in ein neues, gesundes Leben. www.strunz.com

FOREVER YOUNG

Weitere Titel in dieser Reihe

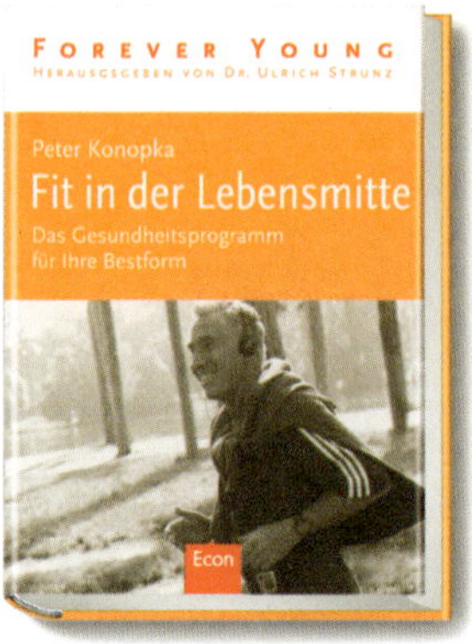

Peter Konopka
Fit in der Lebensmitte
Das Gesundheitsprogramm
für Ihre Bestform
ISBN 3-430-15498-7

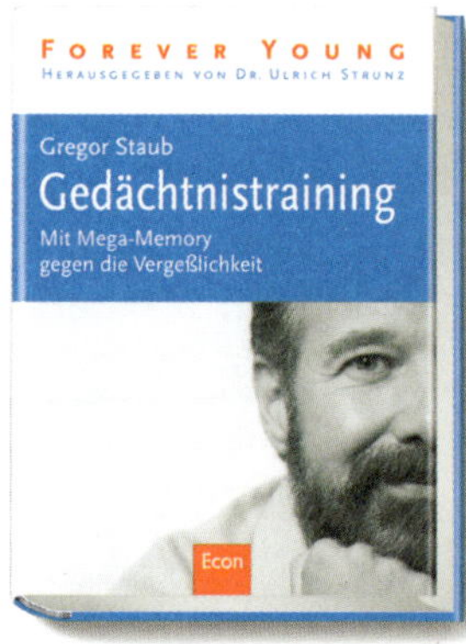

Gregor Staub
Gedächtnistraining
Mit Mega-Memory
gegen die Vergeßlichkeit
ISBN 3-430-18753-2

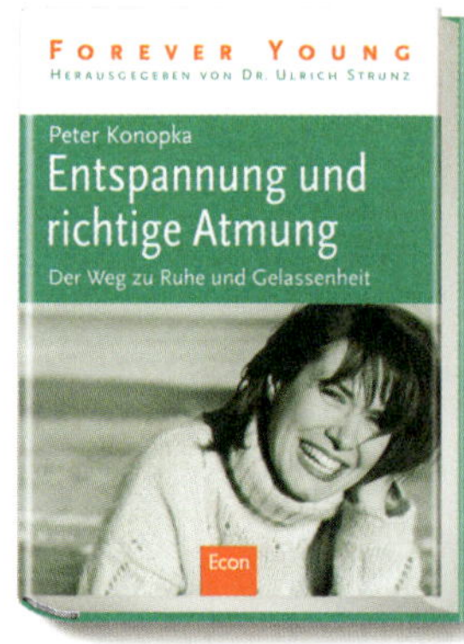

Peter Konopka
Entspannung und
richtige Atmung
Der Weg zu Ruhe und
Gelassenheit
ISBN 3-430-15499-5

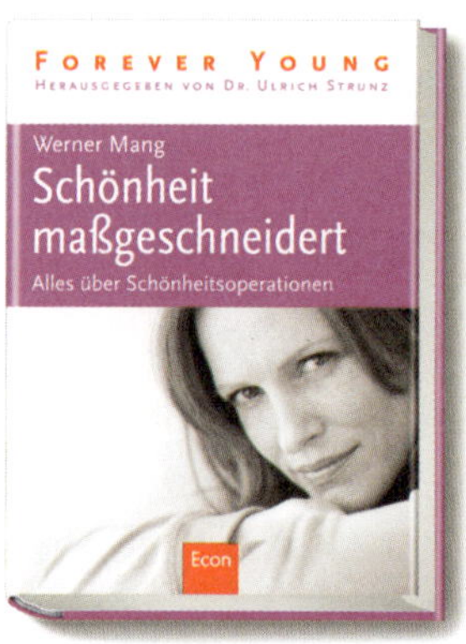

Werner Mang
Schönheit maßgeschneidert
Alles über Schönheits-
operationen
ISBN 3-430-16264-5

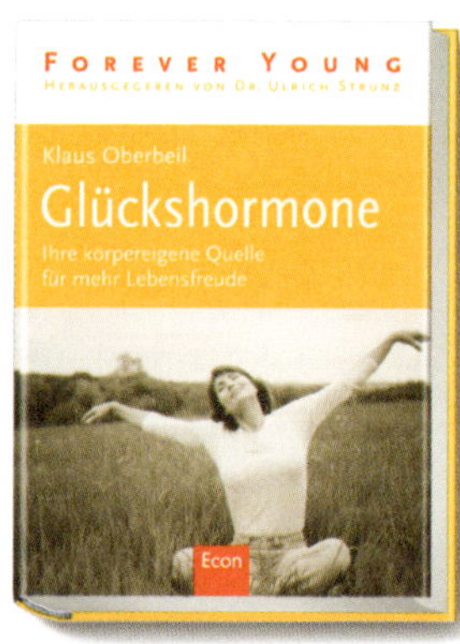

Klaus Oberbeil
Glückshormone
Ihre körpereigene Quelle
für mehr Lebensfreude
ISBN 3-430-17203-9